健康食品・サプリメント知りたいことガイドブック

Q&Aでわかる正しい知識と選び方

著◉畝山智香子・大野智・千葉一敏

編集企画◉一般財団法人医療経済研究・社会保険福祉協会

中央法規

▌刊行に当たって

　近年，高齢化社会の進展に伴うフレイルや生活習慣病などの増加が将来の医療費や医療制度に与える影響も議論され，国民の健康に対する関心も高まっています。そのような中，多種多様な健康食品・サプリメントが登場し，新たな市場を形成してきています。

　東京都が 2016 年に行ったアンケート調査によると，約 6 割強の消費者が健康食品を使用していました。また，令和元年からは，「国民健康・栄養調査」でも使用状況の項目に健康食品が記載されるようになり，健康食品が身近なものになっていることが窺えます。

　健康食品は，私たちの生活に深くかかわっていますが，現在，世の中に流通している商品は，健康の維持増進に役立つ特定の機能の表示が国に認められている保健機能食品（特定保健用食品，栄養機能食品，機能性表示食品）ではない，「いわゆる健康食品」が多数を占めています。特に近年は，これまで一般的な飲食に使われなかった素材が「健康食品」として流通することもあり，健康被害の発生が危惧されるなど，消費者には健康食品の正しい知識がますます必要になってきています。

　当協会では，2004 年から健康食品研究啓発事業を立ち上げ，今日まで健康食品に関する安全性確保や正しい利用の普及・啓発に力を注いで参りました。

　本書は，健康食品・サプリメント の「正しい知識や利用の普及・啓発」を目的として，健康食品の付き合い方について多角的な視点から執筆頂いた Q&A・コラム集になります。執筆は，当協会の健康食品研究啓発事業の一環として行っている社福協健康食品フォーラムで過去にご講演いただいた，情報リテラシーや食品の安全性等の専門家にお願いしました。

　読者の皆様に「正しい知識」と「選ぶ基準」が伝わり，リテラシーの向上に役立てていただける一冊になれば幸いです。

令和 3 年 3 月

一般財団法人　医療経済研究・社会保険福祉協会

常務理事　**清水浩一**

目　次

Column

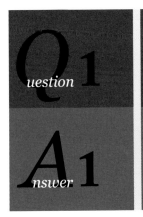

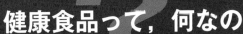

健康食品って，何なの？

健康食品を定義している法律は，日本にはありません。健康食品とは，「健康に良いとされる食品全般」を意味します。健康食品は，医薬品ではなく食品であり，原則として効能効果などを標榜することができません。

健康食品は，医薬品とは違う

健康食品は，健康の維持・増進を目的とした食品です。医薬品と違い病気の治療や予防を目的としていません。健康食品の中には，医薬品と同じような形状をしたものも多くありますが，医薬品とはまったく別のものです。

健康食品の目的は健康の維持・増進

健康食品は「食品」とされているように「食品」の一分類にすぎません。一分類といっても，しっかりと定義付けされているものではありません。日本においては，「健康食品とは〇〇のことをいう」といった定義付けをしている法律はなく，一般の食品と取り扱いは変わりません。一般的に「健康に良いもの」はすべて健康食品とされています。健康食品のイメージするところは，消費者のそれぞれによって違いますが，多くの方が，健康に良いとされる成分が入っている食品やそれらの成分を添加した加工食品を健康食品として認識しているようです。

健康食品は健康維持・増進を期待する「食品」であり，医薬品のよう

に病気の治療や予防を目的として使用するものではありません。また，食品は効能効果等を標榜することは認められておらず，健康食品も例外ではありません〔医薬品等以外は，効能効果等を標榜することは薬機法（「医薬品，医療機器等の品質，有効性及び安全性の確保等に関する法律」）により禁じられています〕。

┃健康食品は「保健機能食品」と ┃「それ以外の健康食品（いわゆる健康食品）」に分けられる

　健康食品は，他の食品と同じく医薬品的な効能効果を標榜することができませんが，唯一食品のうち，「健康増進法」，「食品表示法」で定められる保健機能食品のみ，限定的な保健機能や栄養機能を標榜することができます（表1）。

　保健機能食品には，特定保健用食品，栄養機能食品，機能性表示食品があります。それ以外の健康食品を「いわゆる健康食品」といい，（良い意味でも，悪い意味でも）身体に影響を与えるような表現や標榜は一切

表1　医薬品と健康食品の関係

	医薬品 医薬部外品	健康食品			
		保健機能食品			いわゆる 健康食品
		特定保健用 食品	栄養機能 食品	機能性表示 食品	
認可形態	国が承認※1	国が許可	基準は 国が制定	届出	規制なし
製造について	国が許可 （GMP※2）	国が許可	規制なし	届出	規制なし
効果・安全性の 科学的根拠	◎	◎	○	○	？
利用環境	医師や薬剤師などの専門家の指示・アドバイスで適切に利用できるようになっている。	消費者の自己判断（思い込みや勘違いを含む）で利用されることが多い。全く知識の無い人が製品の販売をしていることもある。			

※1　基準があるものは地方自治体が承認
※2　GMP：Good Manufacturing Practice，適正製造規範

図1 トクホのマーク

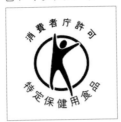

認められていません。そのため、「いわゆる健康食品」のCMを見ると、なんとなく身体に良さそうだということを連想させるイメージの広告になっています。

保健機能食品

❶特定保健用食品（通称トクホ）

特定保健用食品は、食品の持つ特定の保健の用途を表示して販売される食品です。特定保健用食品として販売するためには、製品ごとに食品の有効性や安全性について審査を受け、表示について国の許可を受ける必要があります。特定保健用食品には、許可マーク（図1）が付されています。

❷栄養機能食品

栄養機能食品とは、特定の栄養成分の補給のために利用される食品で、栄養成分の機能を表示するものをいいます。

栄養機能食品は、1日あたりの摂取目安量に含まれる当該栄養成分量が、国が基準設定した上・下限値の範囲内にある必要があるほか、栄養成分の機能だけでなく注意喚起表示なども表示する必要があります。

現在は、ビタミン13種類、ミネラル6種類と必須脂肪酸1種類の基準が定められています。

❸機能性表示食品

機能性表示食品は、国の定めるルールに基づき、事業者が食品の安全性と機能性に関する科学的根拠などの必要な資料を、販売前に消費者庁長官に届け出れば、機能性を表示することができる食品です。

特定保健用食品（トクホ）と異なり，国が審査を行いませんので，事業者は自らの責任において，科学的根拠をもとに適正な表示を行う必要があります。特定保健用食品（トクホ）と違い，幅広い機能性が届け出されています。

❹いわゆる健康食品

食品として流通させるルールだけ守ればよい一般の食品であり，メーカーが，販売に際し「健康食品」と呼称している食品です。

「健康補助食品」「栄養補助食品」なども同様です。これらの食品は，保健機能を謳うことを認められていません。

仮に，医薬品的な効能効果や保健機能が謳われていても，それらに科学的根拠がない場合が多いでしょう。

まとめ

- ●健康食品は食品であり，医薬品と違い病気の治療を目的としていない。
- ●保健機能食品以外の健康食品は，保健機能などを謳うことができない。
- ●保健機能食品以外の健康食品は，その謳う内容に根拠のないものも多い。

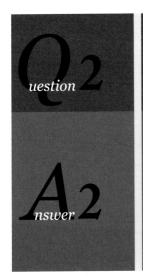

すべての食品に機能性があるの？

①栄養面での働き，②嗜好面での働きという点では，すべての食品に機能性があるといえます。

「機能性」と聞いて，薬の効果・効能のように病気の治療に「効く・効かない」を想像した人がいるかもしれません。しかし，薬と食品では違いがあります。「機能性あり」と「健康に良い」はイコールではありません。

「医食同源」という言葉を聞いたことはありますか？

辞書をひもとくと「病気の治療も普段の食事も，ともに人間の生命を養い健康を維持するためのもので，その源は同じであるとする考え方」（大辞林第三版）と説明されています。

中国では古くから「薬食同源」という言葉が使われていて，身体に良い食材を日常的に食べて健康を保てば，薬などを必要としないという考え方があります。東洋に限らず西洋においても，医学の祖であるヒポクラテスが "Let food be thy medicine and medicine be thy food.（汝（なんじ）の食事を薬とし，汝の薬は食事とせよ）" という言葉を残しています。

つまり，食品は，健康維持の重要な役割を担っていて，さらに病気の予防や治療にもつながる可能性があることを意味しています。ただ，これらの考え方は，あくまで経験則にすぎません。科学的に研究が行われるようになってきたのは近年になってからです。

食品の働き　栄養→嗜好性→体調面で研究が進む

　食品の機能性に関する研究のスタートは，栄養面におけるものでした。具体的には，たんぱく質，脂質，炭水化物，ビタミン，ミネラルといった，人が生きていくうえで必要となるカロリー供給や栄養素に関するものです。日本の研究成果では，鈴木梅太郎博士が発見したオリザニン（ビタミン B_1）が有名です。

　そして，1960年代の高度経済成長期に入り，人々の栄養状態が改善すると，次のステップとして，食を楽しむといった嗜好面の研究が始まりました。食品のおいしさのもととなる味や香りなどに関する研究です。これらの研究成果を応用・活用したインスタント食品が市場をにぎわすようになったのも，この頃からです。

　さらに時代が進み1980年代に入ると，食の問題は，恵まれすぎた食生活によって引き起こされた飽食・偏食になってきました。そして，その結果生じる肥満やさまざまな病気との関連についても研究が進みました。皆さんがご存じのメタボリックシンドロームの概念が提唱され始めたのも，この頃になります[*1]。

　一方で，食を改善することで，このような病態や病気を未然に防ぐための研究も進められてきました。1984年，文部省（当時）の科学研究の重点領域と位置付けられた「食品機能の系統的解析と展開」の研究班が，先導的役割を担いました。この研究班は，世界に先駆けて「食品機能論」というコンセプトを提唱しました。

味覚や臓器，体調に働きかける「食品機能論」

　食品は必ず口から入ります。口の中では，食品の成分が味覚や嗅覚器官に対して何らかの働きかけをします。消化管から吸収されたあとは，身体のさまざまな臓器に対しても何らかの働きかけをします。

　先ほどの文部省研究班は，この「働き」を「機能」という言葉に置き換えて，次のように整理しました。

食品機能論

❶ 一次機能：栄養面での働き

　生きていくうえで必要な栄養素やカロリーを供給する機能。

❷ 二次機能：嗜好面での働き

　味・香りなどの感覚に関係し，食品をおいしいと感じさせる機能。

❸ 三次機能：生体調節面での働き

　身体の防御，病気の予防・回復，体調リズムの調整，老化制御などの機能。

　このように，食品には三つの機能があるという考え方を**食品機能論**といいます。そして，病気の予防など，三つ目の機能を持つ食品は，「機能性食品 (functional foods)」と定義されました。この用語，実は日本が世界に向けて発信した日本発のものなのです。

　さらに，この「機能性食品」の考え方に基づいて，1991 年に特定保健用食品，2001 年に栄養機能食品，2015 年に機能性表示食品の仕組みが，それぞれ制度化されました。現在，この 3 種類の食品は，まとめて「保健機能食品」とされています。

　Q1 で，この保健機能食品は「機能性の表示ができる」と説明しましたが，その理由として，今回紹介した食品の機能性に関する歴史的背景があるのです。

　なお，ここで「食品」と「医薬品」との区別について注意点があります。

　薬機法（「医薬品，医療機器等の品質，有効性及び安全性の確保等に関する法律」）と呼ばれる法律第 2 条の定めで，「疾病の診断，治療又は予防に使用されることが目的とされている物」は医薬品としての規制を受けることになります。

　食品として製造・販売されているものは，医薬品ではありません。法律に従い，「機能性」を表示するときには，病気の診断・治療・予防を目的とした表現はできないことになっています。

あらゆる食品には機能性がある？

　消費者庁の資料をもとにした図2を見てください。図の中に「※機能性の表示ができない」「※機能性の表示ができる」という記載があります。この機能性とは、言い換えると「効き目」「有効性」ということになります。

　機能性（効き目・有効性）が表示できる「保健機能食品」に、③の生体調節面での働き（機能性）があることは疑いの余地がありません。また、食品としてとらえれば、①の栄養面での働き、②の嗜好面での働きがあることも間違いありません。

　では、機能性が表示できない「一般食品」に機能性はないのでしょうか？

図2　食品の分類

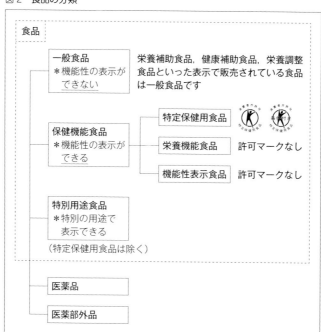

〔「総合医療」情報発信サイト（https://www.ejim.ncgg.go.jp/public/index.html）をもとに作成〕

前述の「食品機能論」における①栄養面での働きについては，あらゆる食品において少なからず付随していることになります。そして，②嗜好面での働きについても，人の好みはそれぞれあるものの，多くの食品について付随しているといえそうです。つまり，保健機能食品も一般食品も，①・②の点では機能性があることになります。

　ところで，テレビの健康番組や雑誌の健康記事で，次々と取り上げられる食品の「アレがいい」「コレがいい」。よくネタが続きますよね。

　ここからは，個人的な推測も含みます。

　たしかに，①栄養面・②嗜好面の視点から見れば間違ってはいません。仮にクレームがきたとしても，言い逃れができてしまいそうです。もしかしたら，食品機能論を逆手にとって，すべての食品には機能性があると強弁しているのかもしれません。

　しかし，情報を受け取る側は，健康の維持・増進を目的として，食品の三次機能（③生体調節面）を期待していると思います。

　実は，文部省研究班が「食品機能論」を提唱した際，「①の一次機能（栄養面）・②の二次機能（嗜好面）」と「③の三次機能（生体調節面）」は切り離して議論されていました。ですが，その点をあえてあいまいにして，食品の機能性を強調しているようなケースが散見されている気がします。食品機能論が悪用されず，正確な理解が進むことを願ってやみません。

＊1　生活習慣病の三大要素（高血圧・糖代謝異常・脂質代謝異常）がインスリン抵抗性を基礎に集積して心血管疾患を引き起こすという学説「Syndrome X」が報告されたのは1988年になります。

まとめ

● 食と健康に関する経験則や言い伝えは東洋・西洋でもあり，近年「食品の機能性」に注目が集まっている。

● 食品には三つの機能（働き）があることを，世界に先駆けて日本が提唱した。

● 三つの機能は，①栄養面での働き，②嗜好面での働き，③生体調節面での働きに分類される。

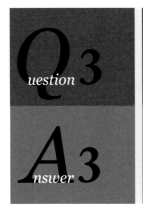

健康食品は食品だから安全なの？

uestion3

nswer3

健康食品による副作用（健康被害）の可能性はあります。万人にとって100%安全な食品（健康食品）はありません。

「健康食品」，毎日の利用も

本文の解説では，以下の調査をデータとして使います。

①2012年，内閣府消費者委員会の1万人アンケート[*1]

②2016年，東京都福祉保健局の都民1,200人対象の調査[*2]

では，さっそく健康食品が使われる現状を見てみましょう。

まず健康食品の利用割合・頻度を見てみると，①の内閣府の調査では，健康食品の利用経験者は75%でした。「ほとんど毎日利用している（26%）」「たまに利用している（32%）」を合わせると約6割になります。②の東京都の調査では，最近1年間の利用状況を聞いています。「たぶん利用」を含めた利用者は66.4%でした。

多くの人が保健機能食品（特定保健用食品・栄養機能食品・機能性表示食品）を含む健康食品を利用していることがわかります。

健康食品に求めること「効き目」

利用者は，どのようなことを求めて健康食品を使っているのでしょうか？

0

利用目的を尋ねた①の調査では、「体調の維持・病気の予防（50.3%）」が最も多く、「健康の増進（43.2%）」が続きます（複数回答可）。

　購入時に最も重視することは「効き目・有効性（47.8%）」が最も高く、「安全性（27.6%）」「価格（18.4%）」が続きました。

　②の都の調査では、購入や摂取時に最も重視することは、「効果・目的（20.2%）」が最も高く、次いで「原材料・内容成分（10.6%）」「値段（10.4%）」でした。

　健康食品の利用者の多くは、効き目・有効性（機能性）を最も期待していることがわかります。つまり、きちんと効き目・有効性が立証されていれば、価格は多少高くても構わないということかもしれません。

「健康食品」の不都合な事実

　保健機能食品（特定保健用食品、栄養機能食品、機能性表示食品）も含め健康食品はすべて「食品」です。食品と聞けば、「医薬品とは違って安全」「身体に優しい」「副作用はない」と思うかもしれません。

　しかし、今回、覚えておいてほしいことがあります。「健康食品が食品だからといって、安全だということを意味しているわけではない」のです。

　アンケートの結果からも、さまざまな副作用（健康被害）の実態がうかがえます。

　健康食品の満足度を聞いた①の調査では、「やや不満」「不満」と回答した人（41.2%）のうち、その理由の8割は「期待したほどの効果がなかった」でしたが、「体調が悪くなった（悪くなったと感じた）」と回答した人が2.3%いました。割合としては少数ですが、見過ごせません。

　また、「健康食品を利用して体調不良を感じたことがあるか」と聞いた②の質問では、年齢や性別に大きな差はなく、「ある（3.6%）」「確信が持てないがある（8.2%）」と11.8%の人が答えています。具体的な症状には、「下痢・腹痛（27.5%）」「吐き気・嘔吐（19.5%）」「皮膚のかゆみ・発赤・発疹（16.1%）」が挙げられています。

もし，健康食品に効果があるのであれば，副作用（健康被害）も必ず存在します。これは医薬品と同じです。食品だから効果だけあって副作用はないという都合のよいことはあり得ません。

アレルギーや摂りすぎは問題

食品の副作用（健康被害）で覚えておいてほしいことが二つあります。

アレルギーの問題

牛乳，卵，小麦，そば，エビ・カニなど有名なものは皆さんもご存じかもしれません。ですが，あらゆる食品はアレルギーの原因となる可能性があります。

量の問題

身体に良いとされている食品であっても，食べすぎれば，お腹が痛くなったり吐き気がしたり，下痢をしたりすることがありますよね。「過ぎたるは及ばざるが如し」の格言のように，量には注意が必要です。特に錠剤やカプセルになっていると，思いがけず大量摂取につながってしまうリスクがあります。

健康食品と薬の併用……相互作用の可能性も

さらに，①②の調査から，個人的に非常に問題だと感じた現状がありました。それは，「健康食品と医薬品との併用」と「複数の健康食品の利用」です。

病院からもらった処方薬と健康食品を併用している人が，①の調査では34.2％もいました。

②の調査では，医薬品と併用したことがある人は31.0％〔「覚えていない（わからない）」と回答した人も20.0％〕いました。

複数の健康食品の利用では，①によると「2〜4種類同時に利用している人が43.4％」，「5種類以上同時に利用している人が5.5％」，②によると「複数の利用経験がある人」は51.1％にのぼりました〔「覚えて

表2　食品と医薬品との相互作用

食品	医薬品
グレープフルーツ	降圧薬（カルシウム拮抗薬） 高脂血症治療薬 催眠鎮静薬 抗てんかん薬
納豆	ワルファリン
カフェイン	抗うつ薬（SSRI*） 抗不安薬 気管支拡張薬 抗菌薬（キノロン系） 解熱鎮痛薬（アスピリン）
牛乳	抗菌薬（ニューキノロン系，テトラサイクリン系，セフェム系）

* SSRI : Selective Serotonin Reuptake Inhibito

いない（わからない）」は11.5%）。

　「食べ合わせが悪い」といった話は聞いたことがありますよね。医薬品でも，2種類以上の薬を同時に使うと，片方の薬の効果を弱めたり，逆に効果を強めすぎて副作用が出たりしてしまうこともあります。これを「相互作用」といいます。

　そして，最近，食品（健康食品）と医薬品との相互作用について多くの研究が進められています。代表的なものを表2にまとめました。

　なお，食品と食品との相互作用は，あまり研究が進んでおらず，よくわかっていないことがたくさんあります。最新の情報について知りたいときは，国立研究開発法人医薬基盤・健康・栄養研究所が運営している「『健康食品』の安全性・有効性情報」（https://hfnet.nibiohn.go.jp/）のサイトなど，公的機関が発信している情報を参考にしてみてください。

　繰り返しになりますが，**万人にとって100%安全な食品（健康食品）はない**という事実を，ぜひ覚えておいてください。

---

*1　参考①：内閣府消費者委員会「消費者の「健康食品」の利用に関する実態調査（アンケート調査）」平成24（2012）年5月

調査期間：平成 24 年 2 月 28 日〜3 月 5 日

対象者：日本に居住する 20〜70 歳までの 10,000 人（予備調査は 30,000 人）

https://www.cao.go.jp/consumer/iinkaikouhyou/2012/houkoku/201205_report.
html

*2　参考②：東京都福祉保健局「都民を対象とした「健康食品」の摂取に係る調査結果」平成
28（2016）年 2 月

調査期間：平成 28 年 1 月 13〜23 日

対象者：東京都に居住する 18〜74 歳までの約 1,200 人（予備調査は約 6,000 人）

https://www.metro.tokyo.lg.jp/INET/CHOUSA/2016/03/60q3t100.htm

まとめ

● 利用の目的は「体調の維持・病気の予防」「健康の増進」といった機能性（効き目・有効性）が多い。

● 健康食品の複数摂取や医薬品との併用には要注意！

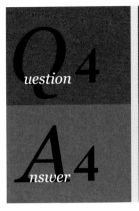

健康食品とサプリメントは何が違うの

Question**4**

Answer**4**

健康食品もサプリメントも同じ食品で違いはありません。

健康食品もサプリメントも医薬品ではなく食品

　健康食品もサプリメントも医薬品ではなく食品です。また，健康食品もサプリメントも，日本においては法律で定められた定義はなく，便宜上で用いられている食品の一分類にすぎません（図3）。

　一般的に「健康に良いものが含まれている食品や健康に良いとされている成分を添加している加工食品」を"健康食品"と呼び，それらのうち，「医薬品と同じような形状であるカプセル，錠剤，ミニドリンク，顆粒・散剤のような形をしているもの」を"サプリメント"と呼んでいるケースが多いかと思います。

　皆さんが，「自分の健康の源はニンニク」であり，これを健康食品と理解しても，それは間違いではありません。多くの場合は，健康に良いとされる医薬品と同じような形態をした食品がサプリメント，それ以外の健康に良いとされる加工食品が健康食品と呼ばれているだけで明確に定義されたものではありません。

図3 口から入れるものは？

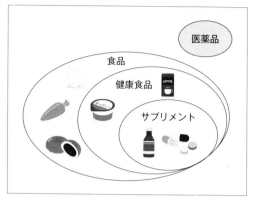

サプリメントは健康食品より効果が高い？

　摂取しようと考えている成分の摂取できる量が同じであれば，基本的には，健康食品でもサプリメントでも効果は一緒です。生鮮食品でも同じです。ただし，生鮮食品や健康食品は他の食品と一緒に摂る場合も多く，吸収という面を考えると少し違いが出てくるかもしれません。どちらにしても，体内に吸収される量が同じであれば，効果は同じです。

サプリメントは摂りすぎに注意を

　サプリメントの場合，素材から抽出したエキスや濃縮物，あるいは成分そのものを材料としてつくられているものが多くあります。サプリメントは，容易に摂取できるというメリットがある半面，摂りすぎになりやすい形状でもあるので，健康被害を防ぐ意味でも，摂取目安量を守る必要があります。

　例えば，ビタミンCを 1,000 mg 摂取しようとした場合，サプリメント（錠剤・カプセル）だと 2，3 粒で摂取可能ですが，健康食品（炭酸飲料）は味などを考えてつくられているので，350〜500 ml の製品が多く，イチゴであれば 1.6 kg 食する必要があります。

また，サプリメントでは，一つの素材や成分だけでなく，たくさんの種類の素材や成分を入れてつくられているものが見られます。多くの場合，それらの成分や素材間の相互作用などの安全性についての科学的根拠はしっかりと検証されていません。

　このように，サプリメントは容易に摂れる半面，摂りすぎによる健康被害にも注意が必要となります。一般の加工食品の形態をした健康食品であれば，摂りすぎによる健康被害は起こりにくいと考えられます。

長くコンスタントに続けるなら

　健康食品やサプリメントの使用の目的として，健康維持（病気になりにくい身体づくり）のために用いている方も少なくないかと思います。そのような観点で用いる場合，長い間摂り続けるということが考えられ，生鮮食品や一般の加工食品では，摂取量が多く食べ飽きることから続けるのが難しくなります。

　例えば，前述したように，ビタミン C を 1,000 mg 摂取しようとした場合，毎日イチゴを 1.6 kg 摂り続けることは，量的にも経済的に考えても，長期間の摂取には向きません。健康食品であっても，同じものを毎日食べ続けることは，飽きがきてしまい，なかなか長期間続けることが難しいものが多いと思います。サプリメントであれば，少量で容易に摂取でき，持ち運びも便利という利点があります。品質がしっかりしていれば，摂取したいとする成分を一定量コンスタントに摂ることも可能です。

　健康食品やサプリメントは，使用の目的に合わせ，使い分ける工夫が必要です。食後の血糖値の上昇を抑えるのであれば，飲料などが使いやすいと思います。食事からでは容易に摂れない成分を毎日摂取したいなら，サプリメント形状のものが長続きすると思います。

まとめ

●サプリメントとは健康食品のうち，医薬品と同じような形状をしたもの。

●サプリメントは，摂りやすいので，摂取目安量を守る。

●目的に合わせ，サプリメントと健康食品を使い分ける。

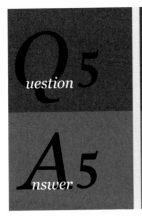

健康食品はのんでから どれくらいで効果が 出るの

健康食品の効果はおだやかなものです。また，病気の治療に用いるものではありません。

健康食品は，医薬品ではない

健康食品は，医薬品ではなく，あくまで食品です。健康食品で病気の治療をしようという考え方は間違っています。健康食品は，健康の維持・増進のサポートに用いるものであるということをしっかりと理解したうえで利用しましょう。

健康食品の目的は？

健康食品は言葉のとおり，健康を維持するために，より健康になるために利用するものです。医薬品のように病気を治すために利用するものではありません。そういう意味で，効果がわかりにくいということがあります。

例えば，インフルエンザの治療に用いる医薬品であれば，医薬品がウイルスを死滅させ，熱が下がり，倦怠感などがとれれば，効果があったとわかりますが，健康食品の場合には，そのような顕著な作用が現れるわけではありません。この健康食品を続けていたら，今年の冬は風邪をひかなかったとか，最近よく寝られるようになったとか，運動とともに

続けたら，体重が維持できているといった感じです。

　「健康食品を摂っても全然効果がない」と言われる方が多くおられますが，まず，健康食品を何の目的で摂られているかを考えてみてください。目的が間違っていたならば（例えば「病気が良くなるであろう」といったように……），その段階で，期待されている効果は得られません。

┃ 健康食品の効果は？

　健康食品のうち保健機能食品には，その保健機能（パッケージに記載されている期待される作用）については，製品あるいは製品に含まれる成分により臨床試験（人での試験）が行われて，その機能性があることが確かめられています。

　ただし，その臨床試験は，医薬品のように数百例，数千名を対象とした試験と違い，十数例から多くて百数十例での試験結果に基づくものです。またその対象者は，一部軽症者を用いた試験もありますが，原則健康な人です。

　例えば，痛風治療薬と機能性表示食品の尿酸値の変化を比較してみると，痛風治療薬（フェブリク®錠）が，高尿酸値血症の患者を対象に試験をした結果では，試験開始前に血清尿酸値が平均 8.83 mg/dl であったのが，投与 8 週間後に 41.5%（3.66 mg/dl）低下するのに対し，機能性表示食品では，尿酸値が高めの方（5.5〜7.0 mg/dl）を対象者に試験をした結果，関与成分ルテオリンで摂取 4 週間後に平均 0.2 mg/dl の低下，アンセリンで摂取 12 週間後に 0.12 mg/dl の低下，アンペロプシン・キトサンで摂取 8 週間後に平均 0.16 mg/dl の低下が認められたとして機能性表示がされています。同一試験条件ではないので，比較することは科学的ではありませんが，明らかに医薬品と健康食品の作用の大きさの違いがわかります。また，その試験の対象者も，医薬品が病者であるのに対して，機能性表示食品は健康診断などで尿酸値が高めなので生活習慣などを見直すようにといわれた方であることがわかります。

　このように，医薬品と健康食品とでは，利用すべき対象者も，利用す

る目的も大きく違うことを理解する必要があります。

　特定保健用食品でも，血圧の降下を保健機能にするものがあります
が，あくまで「血圧高めな方向けの食品」となっており，「高血圧症の方
向けの食品」とはなっていません。

　体脂肪を燃やしやすくして BMI を低くすることを標榜している機能
性表示食品もありますが，それらの試験結果を見ると，運動とともに試
験食を 8～12 週間摂取すると，プラセボと比較して体重が 1～3 kg 程
度，腹囲の内臓脂肪面積が約 10 cm^2 低下する程度で，過度な期待は禁
物です。

▍健康食品に副作用は？

　健康食品の作用は，おだやかなものですが，いくら食べても安全とい
うわけではありません。摂取目安量を守って使うということが大事にな
ります。実際ほんの数年前の例でも，プエラリア・ミリフィカを含む健
康食品を摂取した若い女性に月経不順や不正性器出血が起こったという
報告が国民生活センターに多く寄せられ，使用に対して注意喚起された
こともあります（現在は「食品衛生法」の指定成分として取り扱われて
います）。

　少し古い例でも，アマメシバ（サウロパス・アンドロジナス）の閉塞
性細気管支炎，コンフリー（シンフィツム）の肝静脈閉塞性疾患など，
重篤な健康被害が発生したものもあります。

　健康食品は多く摂れば摂るほど効果があるというものではありませ
ん。むしろ，健康被害が出やすくなるのは間違いありません。

　また，医薬品と一緒に摂ることにより，相互作用を起こす健康食品
（健康食品素材）もあります。医薬品を服用している人が，多種類の健
康食品を摂取すると肝障害などが出やすくなるとの報告もありますの
で，医薬品を服用している方が，健康食品を利用する際は，必ず医師・
薬剤師に相談してください。

まとめ

- ●健康食品の作用は医薬品と違い，即効性や鋭い効果は期待できない。

- ●健康食品の使用目的は健康維持・増進で，結果がわかりにくい。

- ●健康食品の作用はおだやかでも，健康被害が発生する場合がある。

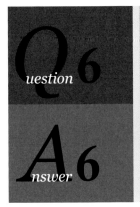

高価なサプリメントの
ほうが効き目も高いの

サプリメントの効果と価格は必ずしも比例
しません。むしろ高価すぎるサプリメントに
は注意してください。

原料費はそこまでかからない

サプリメントの価格は,「製剤原料」＋「製造コスト」＋「開発経費」＋
「広告宣伝費・営業コスト」＋「利益」の足し算で成り立っています。

そしてそのうち, 価格の多くの部分を占めるのは, 残念ながら「製剤
原料」以外の部分と言っても過言ではありません。

サプリメントの価格設定は, すべてメーカーに任されているため, そ
の値段はメーカーの考えにより大きく変わってきます。たしかに,
100円ショップで売られている1カ月分＝108円のサプリメントで多
くの健康が得られるとは思いませんが, 1カ月分＝数十万円のサプリメ
ントに, それだけのコストがかかっているとも思えません。

このあたりは, 製造販売メーカーの姿勢や, その製品に含まれている
原材料を見極める必要があります。

原料・成分量が記載されているか

サプリメントは食品であるため, 原則として, その製品に使用された
原材料をすべて記載する必要があります。ただし, その量まで記載する

必要はありません（機能性表示食品の関与成分や栄養機能食品の栄養成分については，その成分の1日あたりの摂取目安量の表示が義務付けられていますが，他の成分については記載の必要はありません）。

　よって，いくら身体に良い成分・健康に良い成分が入っているといっても，本当に効果がある量が含まれているかどうかわからない製品が多くあるということを私たちは知っておかないといけません。

　例えば，同じ成分や素材が入っているサプリメントでも，その含有量が違うことがあります。当然価格にも影響してきますが，ただその量が記載されていなければ，価格に反映されているかも確かめようもありません。サプリメントを選ぶ際には，原材料やその成分の含有量が記載されている製品を選ぶというのも一つのポイントだと思います。

　また，例えばビタミンCを一つとっても，その原料価格は，10倍以上違うものがあります。それはそのビタミンCの製法・抽出方法や，その品質により値段が大きく変わってくるからです。それによっても最終製品の価格は変わってきます。このあたりは，消費者にとってはまったく知ることのできない部分であり，メーカーを信頼するしかありません。

　サプリメントの原材料によく使用される「○○エキス」というものがありますが，「○○エキス」と書かれているものがすべて同じなわけではありません。サプリメント原料に使われるエキスとして「○○エキス10mg含有」と書かれていても，もともとの○○という原料がどれくらい使われているかはわかりません。

　例えば，A社のエキスは，○○100kgから10gの○○エキスを抽出したものを「○○エキス」と言い，B社のエキスは，○○10kgから20gの○○エキスを抽出したものを「○○エキス」と言っている場合があります。A社とB社の原材料を見ると，同じ「○○エキス10mg含有」と書かれてありますが，大元の○○の量は20倍も違うことになるのです。「○○エキス」の量を比較するときは，このあたりも精査する必要があります。

"安すぎる" "高すぎる" ものには要注意

　サプリメントメーカーは，価格の設定に関し，ある程度高価にしたほうが，消費者は効果を期待して購入してくれると見込んで価格を設定する場合もあると聞きます。また，メーカーによっては，どんなサプリメントでも，「1カ月分3,000円」という基準をもとに製品をつくっているというようなところもあります。

　サプリメントの価格は，原料や各種コストと利益の足し算で成り立っていると書きましたが，それ以外の要因も加味されているようで，「価格」と「効果」は，必ずしも比例するとは限らないようです。

　ただし，安すぎるサプリメントは，健康に良い成分が入っていると表示されていても，効果がある量が入っていないと考えてもよいかと思います。また，健康に良いとされる素材や成分が山ほど入っているサプリメントも，価格から判断して，各々の成分が，健康に良い量が摂れるかどうかを判断する必要があります。

　一方で，1カ月分＝数十万円のサプリメントなどは，おそらく原材料のコストよりも，利益が多く乗っている商品であり，場合によっては詐欺まがいの商品かもしれないと考えてもよいでしょう。

　サプリメントは，自分が期待する成分がどれくらいの量入っているかが重要です。価格だけで判断すると間違う場合もあるということを忘れないようにしましょう。

まとめ

●サプリメントは，「価格」ではなく「成分の量」で判断する。

●安すぎるものは，効果がないかも！？

●高すぎるものは，詐欺まがいの商品かも！？

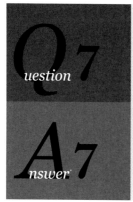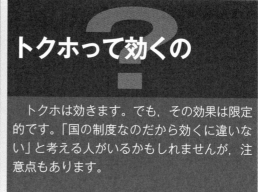

トクホって効くの

トクホは効きます。でも，その効果は限定的です。「国の制度なのだから効くに違いない」と考える人がいるかもしれませんが，注意点もあります。

トクホの科学的根拠

　食品に機能性を表示できる国の制度を「保健機能食品制度」といい，保健機能食品は，食品の目的や機能などの違いにより，特定保健用食品（トクホ），栄養機能食品，機能性食品に分けられます（Q1 参照）。

　では，特定保健用食品（トクホ）には，どのような科学的根拠が求められているのでしょうか。科学的根拠は，それがどのような研究デザイン（方法）で導き出されたものかによって，情報としての信頼性が高いものと低いものとに分類されます。

　実は，特定保健用食品（トクホ）は「ランダム比較試験（Randomized Controlled Trial : RCT）」によって効果が立証されていなければ機能性の表示ができません。これは，医薬品の効果を立証する研究デザインと同じです。

　「ランダム比較試験」という言葉を初めて聞いたという人が多いと思います。

　本稿では，このランダム比較試験について紹介するとともに，ランダム比較試験の結果が示す本当の意味について考えてみたいと思います。

「ランダム比較試験」って，どんなもの？

　ランダム比較試験とは，対象者をランダムに二つのグループに分けて，一方には評価しようとしている治療，もう片方には異なる治療を行い，一定期間後に評価しようとしている指標について比較検討する臨床試験の方法です。

　特定保健用食品（トクホ）の場合は，販売しようとしている製品を摂取する「試験食品（介入）群」，関与する成分が含まれていない製品（プラセボ）を摂取する「対照食品（対照）群」に分けます。

　ランダム比較試験では，対象者をランダムに振り分けるため，臨床試験を実施する立場の研究者の作為が入り込む余地がなくなります。そのため無作為化比較試験と呼ばれることもあります。

　このランダム化（無作為化）は，臨床試験の結果に偏り（バイアス）が生じることを防ぐ役割があります。裏を返せば，ランダム化が行われていない臨床試験は研究者の作為が入り込む可能性があるわけです（注意：あくまで可能性があることを指摘しているだけで，ランダム化が行われていない臨床試験のすべてで，研究者の作為が入り込んでいるということを言いたいわけではありません）。

　例えば，研究者が，臨床試験の対象者を，介入群には健康に対する意識が高く積極的に臨床試験に協力してくれそうな人を割り振り，対照群には健康に対する意識が低く臨床試験への参加も消極的な人を割り振ったらどうでしょうか。

　その臨床試験の結果（特定保健用食品の効果）は過大に評価されてしまう可能性が出てきます。これが，データの偏り（バイアス）にもつながり，情報としての信頼性にも影響してくるわけです。

　また，「プラセボ」を使った比較を行うことも重要なポイントです。

　有効成分が含まれていないのに，「効き目のある薬を服用している」と本人が思い込むことによって症状が改善することを「プラセボ効果」といいます。これは，特定保健用食品（トクホ）の臨床試験など食品においても同様のことが起こります。プラセボを比較対照群にすること

で，プラセボ効果を差し引いた，特定保健用食品（トクホ）の純粋な効果を検証することができるのです。

このように，「ランダム化」「プラセボ」などによって，特定保健用食品（トクホ）の効果は厳格に評価されているわけです。

「ランダム比較試験」の結果を深読みする

では，ランダム比較試験によって効果が立証されたら，特定保健用食品（トクホ）は「効く」と言って問題ないのでしょうか。結論からいえば問題ありません。しかし，一言で「効く」といっても，その解釈には注意が必要です。

特定保健用食品（トクホ）の効果を検証したランダム比較試験の結果について，具体的にグラフにしたものが図4です（特定の製品のデータではなく，筆者が作成したものです）。

特定保健用食品（トクホ）を毎日摂取すると，プラセボに比べて4週間後に大きく中性脂肪値が下がっているように見えます。

このグラフを読み解くうえでのポイントを整理してみます。

図4　トクホの臨床試験

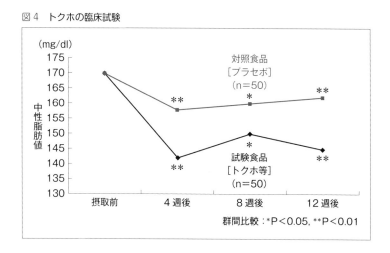

図5　PICO

```
P：中性脂肪値が少し高めの人が
　（注意：「脂質異常症」といった病気の人は対象外！）
I：トクホを毎日摂取すると
　（注意：たくさん摂取すればよいわけではない）
　（注意：1回摂取すれば効果があるわけではない）
C：プラセボを毎日摂取した場合と比較して
O：中性脂肪値がわずかに下がる
```

　医療情報を整理するときによく使われる手法「PICO（ピコ）」を紹介しましょう。PICOとは「P（Participants：誰に）」「I（Intervention：何をすると）」「C（Comparison：何と比較して）」「O（Outcome：どうなるか）」のことです。

　PICOは，機能性表示食品制度（国の定めるルールに基づき，事業者が食品の安全性と機能性に関する科学的根拠などの必要な事項を，販売前に消費者庁長官に届け出れば，機能性を表示することができる制度）においても届け出の資料に記載しなければならない項目です。

　この4項目について詳しく説明します。まず大前提として，特定保健用食品（トクホ）は病気の人を対象にしていません。「誰」というのは，この例で見るならば「中性脂肪値が少し高めの人（血中中性脂肪120～199 mg/dl）」になります（図5）。つまり，病気の治療に用いる医薬品ではないのです。

　また，この試験の結果は，「同じ条件の対象者が，同じ条件で試験食品を利用したとき，同じ結果が得られる可能性がある」ことを意味します。

　示された効果を得るためには，臨床試験と同じように毎日決められた量を決められた期間摂取する必要があります。大量に摂取すれば効果が大きくなる，または1回摂取すれば効果が得られる，という効果が証明されたわけではありません。試験と異なる条件で特定保健用食品（トクホ）を利用した場合，同じ効果が得られるかどうかはわからないのです。

　加えて，得られる効果は比較的小さい点も知っておく必要がありま

す。医薬品のような大きな効果はないのです。

　さらに忘れてはならないのは，参加した全員が同じ効果を得られるわけではなく個人差がある点です。前述のグラフは臨床試験に参加した人の平均値なので，効果がまったく得られなかった人もいるかもしれません。つまり，特定保健用食品（トクホ）は「限られた条件の人が，臨床試験と同じ方法で利用したときに，比較的おだやかな効果を得られる可能性がある」ということになります。

　残念ながら，特定保健用食品（トクホ）は暴飲暴食をなかったことにしてくれたり，瞬く間にスリムな身体にしてくれたりするような魔法の杖でないことはぜひ覚えておいてください。

まとめ

● 特定保健用食品（トクホ）の機能性を立証するためにはランダム比較試験が必要。

● ランダム比較試験の結果は，最も信頼性が高い情報です。

● 特定保健用食品（トクホ）の効果は「万能薬」ではない！

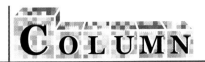
COLUMN

「健康食品」のまえに
「食品」は安全なのか

　「薬はなんだかこわいのでできればのみたくないけれど，健康食品は食品だから安全な気がする」──そう考えている人は結構いるようです。そこには，"薬は危険だけれど食品は安全"という，より一般的な考え方が背景にあります。

　医薬品のリスクについては別の機会に述べるとして，ここでは食品が安全だということの意味を考えてみましょう。

　私たちが食品を安全だと思っているのは，現在食品として食べられているものは，人間が生きるためにいろいろなものを食べてきて，食べて死んでしまったりお腹を壊したりするようなものを排除して残ってきたものだから，というのが一つの理由です。これを「食経験による安全性の担保」といいます。日本人は毎日ご飯を食べてきて長生きしているのだからご飯は安全だと判断する，というわけです。

　ただしこの食経験だけでは今の時代の「食品の安全性」には足りないところがあります。それは，①がんのような長期間微量な物質を摂り続けた場合に生じる病気は寿命が短い時代の経験ではほとんどわからない，ということ，②持病があって治療しながら生活していたり，100歳を超えるような超高齢だったりといった昔はほとんどいなかった人たちでの経験はない，ということです。ですから，今私たちが安全だと思っている食品であっても，今後新たに「実は有毒だった」とわかるものが出てくる可能性があります。

　日本人の主食であるご飯ですら，ここ最近の欧米では，ヒ素濃度が高いので子どもにはたくさんは食べさせないように，といわれるようになりました。ヒ素は発がん性のある因子ですが，寿命が短かった時代にはがんになる前に死亡していた可能性が高いのでほとんど問題になりませんでした。しかし，これから生まれてくる子どもたちはおそらく100歳近くまで生きる可能性が高いでしょう，そうするとヒ素によるがんの影響は無視できないほど大きくなります。

　食品は，食品添加物や農薬と違って安全性試験をしてから食べて

いるわけではないのでわからないことがたくさんあるのです。

　さらに「食経験」というのも誤解されている場合が多いようです。

　ある野菜を茹でたり炒めたりして食べていた経験があったならば，茹でたり炒めたりした場合の食経験はありますが，その野菜を生のままジュースにしたり粉末にして錠剤にしたりした場合には食経験はありません。食経験とは，あくまで実際に食べていた形で，実際に食べられていた量での経験がある，というだけです。そして一般的に食経験として認められるのは，25年以上，相当数の人口集団（一つの国や地方といったレベルの集団）で食されてきた場合です。たとえどんなに古くから使われてきたとしても，アマゾンの奥地でシャーマンがお祭りのときに使っていた，とか，病気になったときに使われたという伝説がある，というようなものは食経験にはなりません。

　食経験のないものは，たとえ同じものが別の形で食経験があったとしても，危険な場合があります。

　日本で死亡を含む重大な健康被害を出したアマメシバがよい事例です。野菜の一種として，スープの具など加熱して普通に食べていて問題がなかったものを，生で食べたり，乾燥粉末にして「健康食品だから毎日スプーン1杯食べましょう」と宣伝して販売したりしたところ，閉塞性細気管支炎という重篤な健康被害につながりました。現在，アマメシバ加工食品は日本では販売禁止となっていますが，ほかにも食経験のない食べ方をすることで健康被害を生じる可能性のある「食品」はたくさんあると思います。

　食品は何をやっても安全なもの，ではないのです。

　トマトやトウモロコシといった同じ名前で呼ばれる農作物であってもそれぞれ多くの品種があり，含まれる成分は季節や土地によっても違います。加熱したり缶詰にしたりさまざまな加工によっても成分は変化し，時には焦げのような有害物質ができることもあります。私たちは食品については知っていることよりも知らないことのほうが多いのです。

　そのような食品の安全性を確保するため，食経験だけではなく，科学の進歩によって得られたあらゆる知識を動員するのが，現在世界中で標準的に採用されている「食品安全リスクアナリシス」という仕組みです。リスクアナリシスではあらゆる食品にリスクがある，

というところから出発します。リスクは必ずあるので，問題はその
リスクが「大きいのか」「小さいのか」です。

　食品だから安全だ，と考えるのは間違いです。

　もしも，誰かがあなたに「これは食品だから安全ですよ」と言って
売ろうとしてきたら，その人は信用できない相手です。

　人間は経験により自然界の中から比較的安全なものを食品として
選んできたという事実と，食品だから安全だという主張の間には飛
躍があることを理解しておきましょう。

〔参考〕

1）FDA "Arsenic in Food and Dietary Supplements" (https://www.fda.gov/
food/metals-and-your-food/arsenic-food-and-dietary-supplements)
2）国立研究開発法人医薬基盤・健康・栄養研究所「アマメシバに係わる健康被害
の事例」(https://hfnet.nibiohn.go.jp/contents/detail182.html)

COLUMN

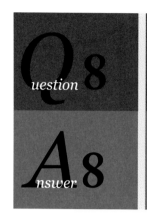

Q8 Question

コーラのトクホって本当に身体にいいの

A8 Answer

　1日あたりの摂取目安量であれば安全性は問題ありません。ただし，トクホは，その製品だけで健康を維持・増進することを目的としたものではありません。

▎生活習慣病対策は，食生活の改善からとはいうものの……

　飽食の時代といわれて久しい現代では，ともすると食生活が乱れがちです。そして，内臓肥満に高血圧・高血糖・脂質代謝異常が組み合わさり，心臓病や脳卒中などの血管の病気をまねくメタボリックシンドローム（メタボ）という言葉も皆さんご存じだと思います。

　また，動脈硬化が原因となって起こる心臓病と脳卒中は日本人の死因の約4分の1を占めています。

　メタボ対策として重要なのは，バランスの取れた食生活と，適度な運動や十分な休息です。

　メタボになる人は，食べすぎたり，不規則な食生活だったり，偏った食事を摂っていたりと，いわゆる不健康な食生活の実態があります。健康のためにバランスの取れた食生活が重要なことは，頭では理解していると思います。ですが，なかなか人の行動を変えることは難しいのが現実です。

　これは，夜中のラーメンを止めることができない筆者自身も強く感じているところです。そして，ラーメンと一緒にビールを，ということも……。あるいは，ハンバーガーにコーラをセットで，という人もいるの

ではないでしょうか。

　このような不摂生な生活を改めることは一朝一夕にはいきません。「わかっちゃいるけどやめられない」という人間の性(さが)は切っても切り離せません。

嗜好品のトクホの有効活用

　嗜好品であるノンアルコールビールやコーラの特定保健用食品（トクホ）をうまく活用すると，生活習慣改善のとっかかりになる可能性があるのではないでしょうか。

　例えば，ハンバーガーとコーラのセットを普段よく食べている人に，ファストフードを禁止してバランスの取れた食生活を強制した場合，一時的に頑張れたとしても，途中で脱落してしまう可能性が高いでしょう。

　普段のんでいるコーラをトクホ・コーラに切り替えることは，「したいことを我慢する」「新たな食習慣に取り組む」といったことよりもハードルが低いのではないかと思います。

　嗜好品を我慢するのは大変です。でも，嗜好品を特定保健用食品（トクホ）に切り替えることで，嗜好品を楽しみつつ，生活習慣改善の最初の一歩を踏み出すことができるかもしれません。

あまり知られていないトクホに義務付けられている表示

　ここで，特定保健用食品（トクホ）の役割について改めて考えてみます。

　特定保健用食品（トクホ）として許可されるための要件[1]には，「食生活の改善が図られ，健康の維持増進に寄与することが期待できるもの」という前提条件があります。

　「食生活の改善が図られ」という点に着目してください。特定保健用食品（トクホ）の役割の一つに，「バランスの取れた食生活に関する普及啓発」があります。そのため特定保健用食品（トクホ）の製品には「食生活は，主食，主菜，副菜を基本に，食事のバランスを。」の表示が義務

付けられています。

　このような表示は，あまり消費者には知られていないようです。消費者庁の調査 *2 でも，特定保健用食品（トクホ）にこの文言が表示されていることを知っていると回答した人は 31.0％にとどまっています。

　特定保健用食品（トクホ）は，その製品だけで健康を維持・増進することを目的にしているのではなく，バランスの取れた食生活の重要性を消費者に伝えるメッセンジャーとしての役割を担っていることをぜひ知ってください。

　最後に，特定保健用食品（トクホ）の CM ですが，利用者が「これさえのめば，何を食べても大丈夫」と錯覚する可能性のあるものが見られます。特定保健用食品（トクホ）を製造販売する企業には，**バランスの取れた食生活のうえで利用を勧める CM** にしてもらえたらと願うばかりです。

*1　参考：消費者庁「特定保健用食品に関する質疑応答集について（最終改正：平成 30 年 1 月 12 日付け消食表第 625 号）」
*2　参考：消費者庁「平成 28 年度食品表示に関する消費者意向調査報告書（平成 29 年 2 月）」（https://www.caa.go.jp/policies/policy/food_labeling/information/research/2016/pdf/information_research_170426_0002.pdf）

まとめ

- コーラやノンアルコールビールなど嗜好品の特定保健用食品（トクホ）も。
- 嗜好品の特定保健用食品（トクホ）は食生活改善の一歩を踏み出すきっかけになる可能性がある。
- 特定保健用食品（トクホ）には，バランスの取れた食生活を普及啓発する目的がある。

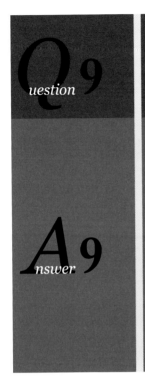

不足しがちな栄養成分を補う……栄養機能食品って

　食品の機能性が表示できる保健機能食品には，3種類あります。栄養機能食品はこのうちの1種です。特定の栄養成分の補給のために利用される食品で，栄養成分の機能を表示するものをいい（**Q1**参照），不足しがちな栄養分を補給・補完することを目的に2001年より制度化されました。

　特定保健用食品（トクホ）や機能性表示食品は，テレビCMや広告で，聞いたことがある人も多いかと思いますが，栄養機能食品がどんなものか，あまり知らない人が多く，保健機能食品の中では少し日陰の存在になっているようです。

「栄養機能食品」が誕生した背景

　国が示す栄養機能食品の説明は次のとおりです。

　身体の健全な成長，発達，健康の維持に必要な栄養成分の補給・補完を目的とした食品であり，高齢化，食生活の乱れなどにより，通常の食生活を行うことが難しく，1日に必要な栄養成分を摂れない場合に，その補給・補完のために利用する食品です。

　「健康のためにはバランスの取れた食生活が重要」なことは，繰り返し本書で指摘しています。そして，バランスの取れた食生活とは，「必要十分な栄養成分の量を摂取できていること」を意味しています。

　食品には，さまざまな栄養成分が含まれています。それぞれについて

「1 日あたりこれくらい摂取しましょう」という推定平均必要量，推奨量，目安量などが定められています[*1]。ですが，高齢になって食事の量が減ったり，食生活の乱れで特定の栄養成分が不足したりすることがあります。その結果，不健康になったり，場合によっては病気になったりすることがあります。

　不足しがちな栄養成分を補給・補完することを目的につくられた食品が「栄養機能食品」です。「高齢化」や「食生活の乱れ」といった社会的背景から誕生した制度といえます。

■ 不足しがちな栄養成分は？

　では，「身体の健全な成長，発達，健康の維持に必要な栄養成分」にはどのようなものがあるでしょうか。

　現在，栄養機能食品の栄養成分として取り上げられているものは次のとおりです。

必須脂肪酸（1 種類）：n-3 系脂肪酸
ミネラル類（6 種類）：亜鉛，カリウム[※]，カルシウム，鉄，銅，マグネシウム
ビタミン類（13 種類）：ナイアシン，パントテン酸，ビオチン，ビタミン A，ビタミン B_1，ビタミン B_2，ビタミン B_6，ビタミン B_{12}，ビタミン C，ビタミン D，ビタミン E，ビタミン K，葉酸

　　（※カリウムについては，錠剤，カプセル剤等の形状のものは不可）

　参考までに，栄養成分と栄養機能表示の対応表を表 3 に示します。
　それぞれの栄養成分は決められた栄養機能表示しか許されておらず，他の表現に変えることはできません。また，注意喚起表示として「本品は，多量摂取により疾病が治癒したり，より健康が増進するものではありません。」の記載が義務付けられています。
　ほかにも，脂溶性ビタミン（A，D，E，K）は摂りすぎによる過剰症に気

表3　栄養機能食品の栄養成分と栄養機能表示

栄養成分	栄養機能表示
n-3系脂肪酸	n-3系脂肪酸は，皮膚の健康維持を助ける栄養素です。
亜鉛	亜鉛は，味覚を正常に保つのに必要な栄養素です。 亜鉛は，皮膚や粘膜の健康維持を助ける栄養素です。 亜鉛は，たんぱく質・核酸の代謝に関与して，健康の維持に役立つ栄養素です。
カリウム	カリウムは，正常な血圧を保つのに必要な栄養素です。
カルシウム	カルシウムは，骨や歯の形成に必要な栄養素です。
鉄	鉄は，赤血球を作るのに必要な栄養素です。
銅	銅は，赤血球の形成を助ける栄養素です。 銅は，多くの体内酵素の正常な働きと骨の形成を助ける栄養素です。
マグネシウム	マグネシウムは，骨や歯の形成に必要な栄養素です。 マグネシウムは，多くの体内酵素の正常な働きとエネルギー産生を助けるとともに，血液循環を正常に保つのに必要な栄養素です。
ナイアシン	ナイアシンは，皮膚や粘膜の健康維持を助ける栄養素です。
パントテン酸	パントテン酸は，皮膚や粘膜の健康維持を助ける栄養素です。
ビオチン	ビオチンは，皮膚や粘膜の健康維持を助ける栄養素です。
ビタミンA	ビタミンAは，夜間の視力の維持を助ける栄養素です。 ビタミンAは，皮膚や粘膜の健康維持を助ける栄養素です。
ビタミンB_1	ビタミンB_1は，炭水化物からのエネルギー産生と皮膚や粘膜の健康維持を助ける栄養素です。
ビタミンB_2	ビタミンB_2は，皮膚や粘膜の健康維持を助ける栄養素です。
ビタミンB_6	ビタミンB_6は，たんぱく質からのエネルギーの産生と皮膚や粘膜の健康維持を助ける栄養素です。
ビタミンB_{12}	ビタミンB_{12}は，赤血球の形成を助ける栄養素です。
ビタミンC	ビタミンCは，皮膚や粘膜の健康維持を助けるとともに，抗酸化作用を持つ栄養素です。
ビタミンD	ビタミンDは，腸管でのカルシウムの吸収を促進し，骨の形成を助ける栄養素です。
ビタミンE	ビタミンEは，抗酸化作用により，体内の脂質を酸化から守り，細胞の健康維持を助ける栄養素です。
ビタミンK	ビタミンKは，正常な血液凝固能を維持する栄養素です。
葉酸	葉酸は，赤血球の形成を助ける栄養素です。 葉酸は，胎児の正常な発育に寄与する栄養素です。

をつけなければいけませんし，カリウムは腎機能が低下している人は避ける必要があったり，マグネシウムは多量摂取で下痢をする可能性があったりしますので，それぞれに該当する注意喚起表示が義務付けられています。

栄養機能食品に義務付けられている表示

　国の制度として定められている栄養機能食品ですが，実は前述した栄養成分が一定量含まれていれば，国への許可申請や届け出の必要がありません。

　メーカーの自己申告でできる表示で，第3者がチェックする仕組みはないのです。つまり，性善説で成り立っている制度といえます。

　栄養機能食品の製品には「本品は，特定保健用食品（トクホ）と異なり，消費者庁長官による個別審査を受けたものではありません。」との表示が義務付けられています。

　また，保健機能食品すべてに該当することですが，その製品だけで健康を維持・増進することができるわけではありません。

　健康のために重要なのは，バランスの取れた食生活です。保健機能食品は，その重要性を消費者に伝えるメッセンジャーとしての役割を担っています。ですから，栄養機能食品の製品にも「食生活は，主食，主菜，副菜を基本に，食事のバランスを。」と必ずどこかに表示されています。

　個人的には，バランスの取れた食生活の普及啓発を図るのであれば，この表示は，もう少し目立つところに大きな文字で記載してみてはどうかと思うところもあります。

＊1　参考：厚生労働省「日本人の食事摂取基準（2020年版）」(https://www.mhlw.go.jp/stf/seisakunitsuite/bunya/kenkou_iryou/kenkou/eiyou/syokuji_kijyun.html)

まとめ
●栄養機能食品は不足しがちな栄養成分の補給・補完を目的とした食品である。
●制度ができた背景に「高齢化」や「食生活の乱れ」といった栄養成分の摂取不足がある。
●機能に関する表示ができる栄養成分は，脂肪酸，ミネラル，ビタミンとなっている。

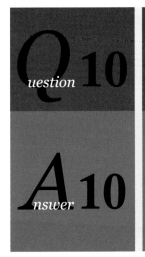

トクホと機能性表示食品はどこが違うの（その1）

トクホも機能性表示食品も保健機能食品としてその表示されている機能性に関しては科学的根拠がありますが，その認可の形態に違いがあります（国の関与の仕方が違います）。

トクホでも機能性表示食品でも，同一成分が体内に同量吸収されるのであれば，その成分の作用は同じです。

トクホと機能性表示食品は国が許可している？

特定保健用食品（トクホ）は，生理学的機能などに影響を与える保健機能成分を含む食品で，安全性・有効性を消費者庁が個別に審査し**消費者庁長官の許可**を得て特定の保健の用途に適する旨を表示できる食品です。

簡単にいうと，特定保健用食品（トクホ）は国で審査され認められた，品質，安全性，有効性が確かめられている食品ということになります。

一方，機能性表示食品は，国の定めるルールに基づき，事業者が食品の安全性と機能性に関する科学的根拠などの必要な事項を，販売前に消費者庁長官に届け出を行ったうえで機能性を表示している食品です。特定保健用食品（トクホ）と異なり，国が審査を行っていません。

ともに，製品に表示された機能性に，科学的根拠はありますが，特定保健用食品（トクホ）は国の許可が必要なのに対し，機能性表示食品はメーカー責任により表示されているという違いがあります（表4）。

特定保健用食品（トクホ）は，「血糖・血圧・血中のコレステロールなどを正常に保つことを助ける」「おなかの調子を整える」「骨の健康に役

表4 特定保健用食品（トクホ）と機能性表示食品の違い

	特定保健用食品（トクホ）	機能性表示食品
認可形態	消費者庁長官の許可	消費者庁への事前届出
国の審査	個別に国が有効性・安全性を審査	メーカーが提出した届出資料を消費者庁が形式的チェック
機能性の科学的根拠	販売される製品で臨床試験がされる[※1]	ほとんどの製品が関与成分の研究レビューにより，機能性を表示[※2]
実際の臨床試験	100例以上のものが多い	十数例での比較試験もある
製品形態	一般加工食品がほとんど 生鮮食品はなし，サプリメント形状のものもほとんどない（カプセル形状なし）	サプリメント形状のものと一般加工食品形態のものが半々。生鮮食品も届け出されている
制度スタート	1991年	2015年
許可・届出数	1,070 （2020年12月25日現在）	3,695（取り下げ含む） （2021年2月1日現在）
販売中の商品数 （2020年8月現在）	304	1,682

[※1] 再許可トクホ等はその製品では臨床試験はされていない
[※2] すでに行われた関与成分での臨床試験をもとに機能性を評価している。販売製品での臨床試験がされているものは，届出の7%とわずかである

表5 特定保健用食品（トクホ）にはない機能性表示食品の機能性

認知機能の維持	尿酸値を下げる
ストレス・緊張の緩和	疲労感の軽減
睡眠の質の向上	肌の弾力
関節の動きをサポート	筋肉をつくる力をサポート
健康な肝臓の機能を維持	目や鼻の不快感を緩和
眼の機能をサポート	健康な人の免疫機能の維持　　　など

立つ」などの非常に限定的な保健機能だけが許可されていますが，機能性表示食品は，幅広い機能性が届け出されています（表5）。

同じ成分を含むトクホと機能性表示食品，どちらを選ぶべき？

　科学的に考えると，特定保健用食品（トクホ）でも機能性表示食品でも，いわゆる健康食品でも，医薬品であっても，同一の成分の同じ量が体内に吸収されたら，同じ作用が出るということになります。

問題は，その機能性を発揮している成分が，どれくらい血液内に取り込まれるかということです。医薬品は，人での有効成分血中動態の試験も行われています。どのように吸収され，体内で作用して有効成分がどのように代謝排泄されていくかまで，試験で確かめられています。特定保健用食品（トクホ）も機能性表示食品もほんの一部の製品を除き，関与成分（機能を発揮する成分）の血中濃度まで追いかけているものはありません。

　同一成分が同量入っている特定保健用食品（トクホ）と機能性表示食品があった場合，同じ機能性を発揮できることが想像されますが，必ずしもそうとは限りません。製品の特性や，製品の品質により，同じ量の成分が入っていたとしても，血中への吸収量は大きく変わってきます。

　ここで一つヒントになるのが，特定保健用食品（トクホ）はその製品で臨床試験を行い，有効性が確認されている一方で，機能性表示食品は，製品そのもので臨床試験がされ有効性が確認されているものがほとんどないということです〔届け出のうち，最終製品を用いた臨床試験で評価されているものは238件/3,796件（2021年3月1日現在）＝約6.3%〕。

　また，特定保健用食品（トクホ）はサプリメント形状の商品がほとんどないのに対し，機能性表示食品は，錠剤，カプセルなどの製品も多いという特徴があります（1,925件/3,796件：2021年3月1日現在）。

　どちらにしても，保健機能食品のその効果はおだやかなものなので，自分のライフスタイルや利用目的に合わせて商品を選択するとよいと思います。

まとめ

●特定保健用食品（トクホ）は国が許可している。

●機能性表示食品は，メーカーの責任のもと機能性を表示している。販売前に消費者庁に科学的根拠が届け出されている。

●自分にあった商品を選択する。健康維持目的として使うなら，長い付き合いになるかも。

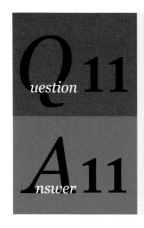

トクホと機能性表示食品はどこが違うの（その2）

Question 11

Answer 11

Q10では認可の形態に違いがあると述べました。今回はさらに掘り下げてその違いについてご説明しましょう。

機能性表示食品制度による科学的根拠の位置付け

さまざまな議論を経ながら，2015年から保健機能食品として「機能性表示食品」が新たに登場しました。

機能性表示食品制度では，特定保健用食品（トクホ）とは異なり新たな仕組みや考え方が取り入れられています。

一つ目は，表示をするための手続きの簡便化です。特定保健用食品（トクホ）では消費者庁が事前に審査し許可されてから製造・販売が可能となっていました。しかし，機能性表示食品では消費者庁に資料を届け出さえすれば製造・販売が可能になりました。

二つ目は，表示をするための科学的根拠の位置付けとしての考え方です。特定保健用食品（トクホ）では原則として最終製品を用いたランダム比較試験（RCT）にて有効性を立証しなければなりません。ですが，機能性表示食品制度では，まず食品を「サプリメント」「加工食品」「生鮮食品」の三つのカテゴリーに分類したうえで，機能性を表示するための科学的根拠として必要な条件を定めています（表6）。

表6　機能性表示食品に必要な科学的根拠

	最終製品を用いた臨床試験 [原則 RCT]	最終製品または機能性関与成分に関する研究レビュー		
		RCT	コホート研究	症例対照研究
サプリメント	◎	◎	利用不可	利用不可
加工食品	◎	◎	◎	◎
生鮮食品	◎	◎	◎	◎

◎：科学的根拠として認められるもの

トクホとの大きな違い

　機能性表示食品制度では，新たに，過去の論文などの報告を網羅的に検索して再評価する「研究レビュー」という方法も，科学的根拠として認められた点に注目してください。

　もちろん，特定保健用食品（トクホ）と同じように最終製品を使ったランダム比較試験（RCT）を行ってもかまいません。

　ただ，「研究レビュー」を科学的根拠とする場合は，新しくランダム比較試験（RCT）を行う必要がありません。

　最終製品や含まれている成分に関係する，これまでに行われたランダム比較試験（RCT）の論文を使って機能性を検討してもいいのです。このランダム比較試験（RCT）は自社で実施したものではなくても可能です。

　海外で行われた論文を引用しているケースもあります。ただしその場合は，日本人との比較について研究レビューで考察する必要はあります。

　また，加工食品・生鮮食品の場合は，コホート研究のレビューのみでも可能となります。

　生鮮食品の機能性表示食品と聞いて驚いた人もいるかも知れません。本稿を執筆している 2021 年 3 月 1 日現在，生鮮食品に分類される機能性表示食品は 102 製品あります。みかん，りんご，もやし，米のほか，めずらしいところではカンパチも届け出されています。

　そして，研究レビューの結果を，所定の様式に従って記載し消費者庁に届け出をして受理されれば，めでたく機能性表示食品として販売する

表7 「機能性表示食品」と「特定保健用食品（トクホ）」

	機能性表示食品	特定保健用食品（トクホ）
機能性評価	事業者の責任で科学的根拠を届け出 （国の審査・許可不要）	国が審査し許可
手続き	届出制	許可制
評価方法	・臨床試験（RCT） ・研究レビュー	・臨床試験（RCT）
責任	事業者	国

RCT：ランダム比較試験

ことができるわけです。

　機能性表示食品と特定保健用食品（トクホ）の違いを整理してみます（表7）。

　機能性表示食品では国の審査や許可は不要です。そのかわり，責任の所在は，各事業者にあることになります。

　機能性表示食品制度で新たに取り入れられた研究レビューでは，事業者自らが臨床試験を実施する必要はありませんから，費用の面では大変メリットのある仕組みです。つまり，中小企業にもチャンスが開かれたわけです。

まとめ

- ●機能性表示食品制度では，臨床試験を実施しなくても食品の機能性表示が可能となった。
- ●過去の論文などの報告を取りまとめて再評価する「研究レビュー」が科学的根拠として新たに位置付けられた。
- ●その結果，中小企業でも食品の機能性表示のチャンスが広がった。

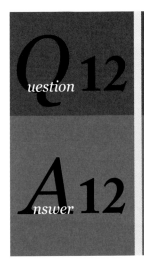

機能性表示食品制度は経済成長を優先した施策なの

2015年に機能性表示食品制度がスタートしたとき，「経済成長優先で消費者が守られないのでは」という懸念の声が上がりました。しかし国は，この制度とセットで健康食品の表示や広告に関する取り締まりのルールを変更しています。機能性表示食品制度には，単なる規制緩和とは違った側面も見えてきます。

機能性表示食品制度の目的は経済成長優先？

規制改革会議での答申を受け，「機能性表示食品制度」の方針が初めて安倍晋三首相（当時）から説明されたのは，2013年6月の「成長戦略第3弾スピーチ」[*1] でした。該当箇所を抜粋します。

> 健康食品の機能性表示を，解禁いたします。国民が自らの健康を自ら守る。そのためには，的確な情報が提供されなければならない。当然のことです。
>
> 現在は，国から「トクホ」の認定を受けなければ，「強い骨をつくる」といった効果を商品に記載できません。お金も，時間も，かかります。とりわけ中小企業・小規模事業者には，チャンスが事実上閉ざされていると言ってもよいでしょう。
>
> アメリカでは，国の認定を受けていないことをしっかりと明記すれば，商品に機能性表示を行うことができます。国へは事後に届け出をするだけでよいのです。

今回の解禁は，単に，世界と制度をそろえるだけにとどまりません。農産物の海外展開も視野に，諸外国よりも消費者にわかりやすい機能表示を促すような仕組みも検討したいと思います。

目指すのは，「世界並み」ではありません。むしろ，「世界最先端」です。世界で一番企業が活躍しやすい国の実現。それが安倍内閣の基本方針です。

そして 10 日ほど後に，規制改革実施計画として閣議決定 *2 されました。

その後，消費者庁での計 8 回の検討会 *3 での議論を経て，2015 年 4 月 1 日から機能性表示食品制度が始まりました。

機能性表示食品制度の方針が初めて安倍首相（当時）から説明されたのが「『成長』戦略スピーチ」であったこと，閣議決定から制度開始まで 2 年弱という短い期間であったことなどから，「経済成長ありきの規制緩和政策ではないか」ととらえている人が多いかもしれません。

機能性表示食品制度は規制「緩和」なのか？

機能性表示食品制度が始まるのとほぼ同時に，ある法律が施行されました。それは，「地域の自主性及び自立性を高めるための改革の推進を図るための関係法律の整備に関する法律（第 4 次一括法）」*4 です。

その法律の施行で，2015 年 4 月から，誇大広告の禁止に関わる勧告・命令の権限 *5 が，国から，都道府県知事，保健所設置市長および特別区長に移されました。

健康食品などの表示や広告で，事実と大きく違ったり，大きな誤解をさせたりする場合，必要な措置をとるよう「勧告」が行われ，さらに正当な理由なく勧告に従わなかった場合は「命令」が行われることになります。なお，命令にも従わなかった場合は罰則（6 カ月以下の懲役または 100 万円以下の罰金：「健康増進法」第 36 条の 2）が適用されます。

制度を活用して，さまざまな機能性の表示ができるようになったから

といって，「うそ・大げさ・まぎらわしい」表現までもが許されるようになったわけではありません。食品の表示や広告はさまざまなルールによって制限されています。

勧告・命令の権限が自治体などに移ったことで，健康食品の表示や広告に対する監視の目が多くなりました。2017年11月には消費者庁が，葛の花由来イソフラボン配合の機能性表示食品を販売する16社に対し，広告に問題があるとして，機能性表示食品で初めて措置命令を出しました。

科学的根拠もなくイメージ戦略で大々的に広告を展開して健康食品を販売している企業にとっては，機能性表示食品制度が始まると同時に表示や広告に関する監視は厳しくなったというわけですから，この制度は「規制強化」という側面があるかもしれません。

一方で，自社の製品の機能性について研究を積み重ねてきた企業にとっては，これまでの努力が報われる制度になり，見方によって「規制緩和」ととらえることができるかもしれません。

健康食品業界全体にとって機能性表示食品制度の開始は，飴（アメ）と鞭（ムチ）がセットになったものといえそうです。

言葉遊びのように聞こえるかもしれませんが，この制度が成立したことの始まりは内閣府の規制改革会議です。規制「改革」なのであって，そもそも規制「緩和」を議論する会議ではないのです。

機能性表示食品制度の「規制改革」によって，健康食品業界が健全に発展していくことを期待したいと思います。

＊1　参考：首相官邸「安倍総理　成長戦略第3弾スピーチ（内外情勢調査会）（平成25年6月5日）」(https://www.kantei.go.jp/jp/96_abe/statement/2013/0605speech.html)
＊2　参考：内閣府「規制改革実施計画（平成25年6月14日）」(http://www.cao.go.jp/kisei-kaikaku/suishin/publication/l30614/item1.pdf)
＊3　参考：消費者庁「食品の新たな機能性表示制度に関する検討会」(https://www.caa.go.jp/policies/policy/food_labeling/meeting_materials/review_meeting_003/)
＊4　参考：内閣府地方分権改革推進室「地域の自主性及び自立性を高めるための改革の推進を図るための関係法律の整備に関する法律（第4次一括法）の概要（2014年6月4日公

布)」(https://www.cao.go.jp/bunken-suishin/doc/04ikkatsu-gaiyo.pdf)

*5　参考:「健康増進法第 32 条第 1 項及び第 2 項の規定に基づく誇大表示の禁止に係る勧告・命令の権限」

まとめ

●機能性表示食品制度は中小企業にも機能性表示の門戸を開く仕組みである。

●制度が始まって 5 年がすぎ,届け出製品も約 3,800 件 (2021 年 3 月 1 日現在) に及ぶ。

●制度が始まって,表示や広告に関するルールがなくなったわけではない。

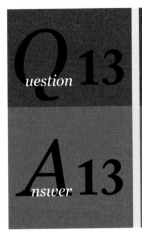

Question 13

「うす塩」と「うす塩味」の違いは

A13 「味」という字がついただけで，味覚表現となり，食塩がどんなに含まれていても，ルール違反になりません。
「甘さ控えめ」も味覚表現であり，製造者・販売者が「甘さ」が控えられていると思えば，いくら砂糖を加えてもかまいません。

栄養強調表示

　健康食品も食品の一分類であり，食品表示法のルールを守る必要があります。食品表示基準において，その欠乏や過剰な摂取が国民の健康の保持増進に影響を与えている栄養成分について，補給ができる旨や適切な摂取ができる旨の表示をする際の基準が定められています。

　健康食品についてよく知る前に，食品の表示についても理解しておくのが大事なことです。

知っておきたい食品表示のルール

　健康の基本は，食事，運動，休息であり，特に食事は，その大きな要素です。その食事には加工食品も多く用いられますが，加工食品は食品表示法によりパッケージの表示にルールが定められています。

　その一つに栄養強調表示があり，熱量，脂質，飽和脂肪酸，コレステロール，糖類，ナトリウムなど，多く摂りすぎないほうがよい栄養素について，栄養成分の量または熱量が少ないことを強調する「適切な摂取

51

表 8 栄養強調表示

ナトリウム（食塩）の「適切な摂取ができる旨の表示」

	含まない旨の表示	低い旨の表示	味覚表現
表現法	「無塩」「ナトリウムレス」等	「低ナトリウム」「低塩」「塩分控えめ」「うす塩」「あさ塩」等	「うす塩味」
ナトリウム（食塩相当量）	5 mg 未満/100 g 中（0.13 g 未満/100 g 中）	120 mg 以下/100 g 中（0.3 g 以下/100 g 中）	規定なし（規定なし）

糖類の「適切な摂取ができる旨の表示」

	含まない旨の表示	低い旨の表示	味覚表現
表現法	「ノンシュガー」「糖類ゼロ」等	「微糖」「低糖」等	「甘さ控えめ」
糖類	0.5 g 未満/100 g 中	5 g 以下/100 g 中	規定なし

ができる旨の表示」があります。

　例えば，ナトリウム（食塩）の摂りすぎは，高血圧に悪い影響を与えるので，食品表示基準では，100 g 中（100 ml 中）120 mg 以下の場合，「低い旨の表示」として，「低ナトリウム」「減塩」「微塩」「塩分ライト」の表示ができます。「うす塩」も同様の基準を満たさないといけません。一方で，「うす塩味」のほうは，味覚表現の表示であり，製造者・販売者が「うす塩味」と感じれば，いくら食塩を添加してもよいというルールになっています。

　同様に，「甘さ控えめ」も味覚表現であり，製造者・販売者が「甘さ控えめ」と感じれば，いくら砂糖や他の糖を加えてもよいというルールになっています（表8）。

「0（ゼロ）」は「0」ではない

　「カロリーゼロ」「ノンカロリー」というような表示がある健康飲料も多く販売されていますが，言葉どおりに考えるとその飲料は 0 kcal と考えがちですが，実は違います。こちらも前述と同じようなルールがあり，「カロリーゼロ」と表示できるのは，100 ml 中 5 kcal 未満のこと

をいい，500 ml 飲料の場合であれば，25 kcal 未満が含まれている可能性があるということです。「低カロリー」「カロリー控えめ」と表示された飲料は 100 ml 中 20 kcal 以下の基準を満たす必要があり，500 ml 飲料であれば 100 kcal 以下が含まれている可能性があります。

　同様に，「砂糖無添加」「糖類無添加」のジュースも販売されていますが，これらも，決して糖類がゼロではありません。このような表示を行う場合，「砂糖」「糖類」をはじめ，糖類を含んだもの（ハチミツ，ジャムなど）も添加してはいけませんが，もともとのジュース原料の果物に含まれていた「砂糖」「糖類」に関しては，特に規定がありません。よって，「砂糖無添加」「糖類無添加」と表示されたジュースは，カロリーゼロでも，糖類ゼロでもありません。このような食品表示のルールを知ることは，健康維持・増進には，健康食品を摂取することと同じくらい重要なことです。

▌「たっぷり」「高タンパク」はどれくらい摂取できる？

　「カルシウムたっぷり」「タンパク質リッチ」など栄養素を多く摂れる旨の表示がされているものもあります。これらも，食品表示基準でルールが制定されています。

　例えば，「タンパク質」であれば，「タンパク質たっぷり」「高タンパク質」などの表示をする場合には，100 g 中 16.2 g 以上（飲料なら，100 ml 中 8.1 g）含まれています。

　ちなみに，「タンパク質を含む」というような表示の場合は，100 g 中 8.1 g 以上（飲料なら，100 ml 中 4.1 g）含まれています。

まとめ
●栄養強調表示を知ることは，健康増進の第一歩！
●「うす塩味」でも食塩が多く入っているかもしれない。
●「糖類無添加」「ノンシュガー」も，ブドウ糖が 0 g ということではない。

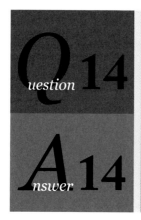

サプリメントの表示ラベルはどう見ればいいの

サプリメントのパッケージは表面ではなく，裏面の表示をしっかりと読んで使用します。医薬品との相互作用は，記載されているものがすべてではありません。

パッケージ裏に書かれた情報をしっかり読む

　食品は「食品表示法」により，パッケージに記載しなければならない事項が決められています。特定保健用食品に関しては，機能性を謳うことから，他の食品に比べ多くの表示事項が義務付けられています。特に機能性表示食品は，自社の責任で機能性を表示する制度であり，使用に際し，より細かな注意喚起事項などの記載が義務付けられています。

　どうしても，商品パッケージの表に書かれたキャッチコピーなどに目がいき，パッケージの裏にぎっしりと小さな字で書かれた記載については，目がいきにくいと思いますが，そこには重要な情報が記載されています。必ず，裏面もしっかりと読んで，健康食品を利用しましょう。

パッケージ裏面には重要な情報が記載されている

　パッケージの裏に小さな字で書かれているのは，皆さんに読んでほしくないためにわざと字を小さくしているわけではありません。伝えないといけない情報が多く，仕方がなくあのような小さな字になっているのです（ただし，文字の大きさは，日本産業規格8ポイント以上と定めら

表9　機能性表示食品で一般の加工食品の食品表示にプラスして表示する項目

- 機能性表示食品である旨
- 科学的根拠を有する機能性関与成分及び当該成分，又は当該成分を含有する食品が有する機能性
- 一日当たりの摂取目安量
- 一日当たりの摂取目安量当たりの栄養成分の量及び熱量
- 一日当たりの摂取目安量当たりの機能性関与成分の含有量
- 届出番号
- 食品関連事業者の連絡先として，電話番号
- 機能性及び安全性について，国による評価を受けたものでない旨
- 摂取の方法
- 摂取する上での注意事項
- バランスのとれた食生活の普及啓発を図る文言
- 調理又は保存の方法に関し特に注意を必要とするものにあっては当該注意事項
- 疾病の診断，治療，予防を目的としたものではない旨
- 疾病のある者，未成年，妊産婦（妊娠を計画している者を含む）及び授乳婦に対し訴求したものではない旨（生鮮食品を除く）
- 疾病のある者は医師，医薬品を服用している者は医師，薬剤師に相談した上で摂取すべき旨
- 体調に異変を感じた際は速やかに摂取を中止し医師に相談すべき旨

れています）。

　実際，機能性表示食品では，表9にあるような項目をすべて記載しなければなりません。

　サプリメントの摂取方法や摂取するうえでの注意事項も記載されています。その期待する機能性により1日の摂取目安量が違う場合があるので，このあたりもしっかり確かめてから使用する必要があります。

　また，医薬品との相互作用などについても記載されている場合があるので，使用を開始する前には，一度よく読むという習慣をつけることをお勧めします。

記載されている相互作用がすべてではない

　機能性表示食品のサプリメントには，医薬品との相互作用についての記載があるものがあります。機能性表示食品では，医薬品との相互作用について検討して，その資料を届出時に提出することになっていますが，パッケージへの表示は義務事項ではありません。よって，イチョウ

表10　イチョウ葉フラボノイド配糖体・テルペンラクトンを関与成分とする機能性表示食品の医薬品との相互作用の記載例

- ⦿ ワルファリンや抗凝栓薬など抗血栓薬をお飲みの方は摂取しないでください。
- ⦿ ワルファリンなどの抗凝固薬等，出血傾向を高める医薬品を服用されている方は本品の摂取をさけてください。
- ⦿ 抗血小板薬，抗凝固薬，血糖降下剤，抗痙攣薬等を服用中の方はご利用を控えてください。
- ⦿ 医薬品，特にワルファリン，アスピリン，イブプロフェンなどの血液凝固を抑制する作用を持つ医薬品を服用中の方は医師に相談してください。
- ⦿ てんかんの発作歴がある方やてんかんの方，ワルファリン（ワルファリンカリウム）や抗血液凝固薬など出血傾向を高める薬を服用中の方は，摂取をお控えください。
- ⦿ ワルファリンなどの抗血栓薬を服用している方，歯科治療や手術等の出血を伴う治療を受ける方は，本品の摂取を避けてください。
- ⦿ 医薬品との相互作用の記載がないものもあります。

葉エキスを原材料とする機能性表示食品においても，各社によりその相互作用の記載はまちまちです。記載のない製品もあります。ただし，イチョウ葉を原材料にするなら，すべての記載が当てはまるはずです（表10）。

　機能性表示食品に限らずどの健康食品にも共通していることですが，パッケージに書かれている医薬品との相互作用がすべてではなく，代表的なものが書かれていると考えてください。医薬品を服用している，あるいは現在治療中の病気のある方は，健康食品の利用に際して医師・薬剤師などに相談することをお勧めします。

食品表示の一括表示から読む留意点

　加工食品においては，食品表示の一括表示の原材料名欄に，原則としてその製品に入れられたすべての原材料（水を除く）を記載することになっています。残念ながらその量の記載までは義務付けられていませんが，使用された原材料はわかりますので，複数のサプリメントを摂っている方は，重複して使用している原料がないかチェックをし，過剰摂取にならないようにすることも必要です。

　違う名称でも実は同じものであることもあり得ますので注意が必要です。

例えば，機能性表示食品でも使用されているセイタカミロバランと
ターミナリアベリリカは同じものですので，違うものだと思って摂取し
ていると実は倍の量を摂っていたということもあり得ます。

　複数のサプリメントを利用する際はこのあたりも注意する必要があり
ます。

まとめ
●サプリメントを使用するときは必ずパッケージ裏の食品表示を読む。
●パッケージに記載されている以外にも医薬品との相互作用がある。
●サプリメントの複数使用時には，成分の重複にも注意を。

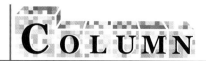

「食品の安全性」にとって食品添加物や農薬が問題なのか

　食品の安全性について心配していることは何ですか？　という調査では，いつも食品添加物と残留農薬が上位にきます。毎年たくさんの人が食中毒になっているノロウイルスや病原性大腸菌より，健康被害がほとんど報告されていない食品添加物や残留農薬のほうが危険だと思っている人が相当いるようです。これは日本だけの現象ではなく，欧米でも同じような報告がされています。このような実際のリスクの大きさと認識されているリスクの大きさの違いは，必要な安全対策を効果的に行う妨げになりますので，できるだけ小さくすることが望ましいでしょう。そのためにぜひ取り入れてほしいのがリスクの大きさを客観的に評価する "ものさし" を使うことです。

　リスクは健康被害が生じる可能性のことで，大きさがあります。あらゆるものごとにリスクがあるため，「〇〇にはリスクがある」「△△は安全」というようなマルかバツかのような主張にはほとんど意味がありません。どのくらいの大きさのリスクがあってそれは他のリスクと比べてどうなのか，という情報が必要です。

　食品のリスクを考えるなら，ハザードとなるもの（重金属や食中毒菌など）の有害影響がどのような性質なのかという情報（ハザードキャラクタリゼーション）と，それを私たちがどのくらい食べているのか（暴露量）の両方を考える必要があります。どんなに恐ろしい性質の毒であっても暴露量が限りなく小さければリスクは小さいのです。そしてあまり毒性が強いものではなくても，大量に食べると病気になるリスクは高くなります。

　このリスクの大きさを示す "ものさし" には，暴露マージン（Margin of Exposure：MOE）や障害調整生存年数（Disability-Adjusted Life Years：DALY）のようなものがよく使われます。ここではこれらについての詳細な説明はしませんが，**リスクは計って比べるものである**ということは覚えておいてほしいと思います。

　このような "ものさし" を使って食品に関係するさまざまなハザー

ドを比較すると，食品添加物や残留農薬は，たとえ基準値違反で回収・廃棄されたようなものであっても，一般的な食品そのものよりリスクは小さい場合がほとんどです。それだけ厳しい基準値が設定されて使われているからです。

　残留農薬の基準値違反でよく聞く単位は ppm あるいは mg/kg というもので，食品 1 kg あたり 1 mg 含まれると 1 ppm です。残留農薬の一律基準は 0.01 ppm であり，食品 1 kg あたり 0.02 mg（20 μg）で違反になったりします。普通は一度に野菜 1 kg は食べないので実際に食べる量としては数マイクログラムを気にしているわけです。

　では，いわゆる健康食品はどうでしょうか。実は食品の中で最もリスクが高く，気をつける必要があるのが健康食品なのです。実際に死亡を含む健康被害が多数報告されていますし，リスクの "ものさし" で計ったリスクの大きさも桁違いに大きいのです。理由は特定の成分を大量に，長期間にわたって摂取することになるので暴露量が大きいからです。

　いわゆる健康食品のよくある宣伝文句に「○○何十個分の成分がこの 1 粒に」といったものがあります。普通の食事では食べられない量を簡単に食べられる，というわけです。それだけで摂取量が多くなりますが，さらにそれを「毎日 3 カ月」のような長期にわたって連続して摂取することを薦めている場合が多いです。一度に食べる量が多いことと連続して長期間続けることで，いわゆる健康食品の成分への暴露は桁違いに大きくなります。

　普通の食品を毎日同じものばかり食べ続けることは，飽きてしまうので不可能ですが，実はそのことによって安全性が保証されているのです。

　例えば「カテキン錠剤」600 mg を毎日服用することを薦めている健康食品があるとします。この量は，普通にお茶をのんでいる人のカテキン摂取量の 10 倍以上です。つまり暴露量が 10 倍以上なのでリスクも 10 倍以上になります。そして残留農薬で問題になっていた摂取量が数マイクログラムなのと比べると一度に食べる量では 10 万倍以上になります。特定の野菜を毎日食べるわけではないことを考えると，いわゆる健康食品の成分の暴露量は特に大きいということがわかると思います。

一般的に，メディアなどでは農薬や添加物は必要以上に悪者扱いされている一方で，いわゆる健康食品のリスクは過小に見積もられていることがほとんどです。その結果として私たちのリスク認知が事実とはかけ離れたものになってしまっています。そして，このことはさらに別の問題を生みます。**リスクの高いものはそれなりに注意して扱う必要があるのにそれが疎かになる**ことです。例えば包丁やはさみは危険だとわかっているので，人に刃を向けて振り回したりはしないものです。もし「包丁は安全だからそれで遊んでもいい」などという情報が溢れたら，怪我をする人が増えることでしょう。

　いわゆる健康食品については，リスクの大きさが周知されていないいまま間違った情報と一緒に製品が大量に流通しているという危険な状況にあると思います。

〔参考〕
　1）内閣府食品安全委員会「食品の安全性に関する用語集」(https://www.fsc.
　　go.jp/yougoshu.html)

COLUMN

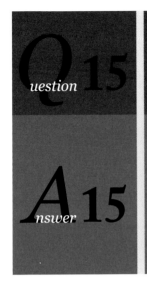

Question 15

「自主的かつ合理的な食品選択」ってどうすればいいの

Answer 15

食品の効き目（機能性）を表示できる機能性表示食品ですが，その安全性や有効性に関わる届け出情報は，消費者庁のウェブサイトで確認できます。このウェブサイトは消費者が自主的に，かつ合理的に商品を選べるようにつくられました。

機能性表示食品では消費者に自主的な情報収集と選択が求められています。

「機能性表示食品の届け出情報検索」データベース

消費者庁が実施した「平成 29 年度食品表示に関する消費者動向調査報告書」が 2018 年 3 月に公開されました*1。全国の 15 歳以上の消費者 1 万人を対象に，食品表示制度の理解や活用情報を調べています。

その調査によると，機能性表示食品の届け出情報が消費者庁のウェブサイトで確認できると知っている人は，11.8％しかいなかったことが明らかとなりました。さらに，「知っている人」の中で，実際にアクセスして確認したことがある人は 41.7％にとどまっていました。

そのウェブサイトは「機能性表示食品の届出情報検索 (https://www.fld.caa.go.jp/caaks/cssc01/)」というデータベースです。

こちらのデータベースでは，商品名で届け出情報を検索できるほか，「機能性関与成分を含む原材料名」「機能性関与成分名」で検索したり，「表示しようとする機能性」で検索したりすることができます。

データベースがつくられている意味

　なぜ，このようなデータベースがつくられているのでしょうか？

　機能性表示食品に関するガイドライン*² は，この制度は「消費者の誤認を招くものではなく，消費者の自主的かつ合理的な食品選択に資する」ことが重要だと繰り返し述べています。

　注目してもらいたいのが「消費者の自主的かつ合理的な食品選択」というところです。

　つまり，機能性表示食品制度では，消費者自らが積極的に情報を収集し，それをもとに，「この商品を利用するかしないかの判断をする」ことが求められているわけです。

　このような仕組み・考え方を「インフォームド・チョイス（説明を受けたうえでの選択）」ということもあります。

　似たような言葉で，医療現場で用いられる「インフォームド・コンセント（説明と同意）」があります。インフォームド・コンセント（図6）とは，「治療の内容について説明を受け，理解・納得したうえで，自らの自由意思に基づいて，治療方針において同意する（拒否することも含む）」という意味です。

　一方，インフォームド・チョイス（図7）では，患者さんが，より主体的に選択するという意味合いが出てきます。「主体的に」という点が重要なポイントになってきます。

図6　インフォームド・コンセント

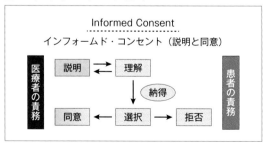

図7　インフォームド・チョイス

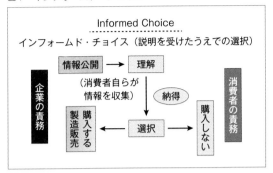

　ここで，機能性表示食品制度の「自主的かつ合理的な食品選択」に話を戻すと，消費者は自ら情報を収集し，それを理解・納得したうえで，自らの自由意思に基づいて，自らの決断・行動を選択することが求められていることになります。

　派手なテレビCMに踊らされたり，経験談・口コミに誘惑されたりすることを否定しているわけではありません。ただ，この制度は，どんな効き目がどのぐらいあるのかといった情報を消費者自らが集めて，買うかどうかを判断することを前提に運用されている点を心にとどめていただきたいのです。

　データベースから収集できる機能性表示食品の情報は，次のものがあります。

　・安全性に関する情報

　・生産・製造及び品質管理に関する情報

　・機能性に関する情報

　・健康被害の情報収集体制（相談窓口の連絡先など）

　・表示の内容/表示見本

　・作用機序

*1　参考：消費者庁「平成29年度食品表示に関する消費者意向調査報告書（平成30年3月）」(https://www.caa.go.jp/policies/policy/food_labeling/information/research/

2017/pdf/information_research_2017_180531_0002.pdf)

*2　参考：消費者庁「機能性表示食品の届出等に関するガイドライン（平成30年3月28
日改正，消食表第156号）」（https://www.caa.go.jp/policies/policy/food_labeling/
foods_with_function_claims/pdf/food_with_function_claims_180328_000I.pdf）

まとめ

● 機能性表示食品制度では，消費者の自主的な情報収集が求められている。

● 消費者庁は届け出情報をウェブサイトで公開し，誰でもアクセスできるように
している。

● 情報を入手したうえでの選択のことを「インフォームド・チョイス」という。

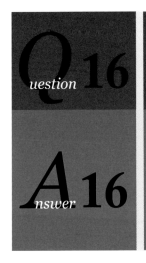

健康食品で病気のリスクは下がるの

健康食品は，その製品を摂取してさえいれば健康になれるというものではありません。トクホなどの保健機能食品は，バランスの取れた食生活を普及啓発するための表示が義務付けられていますが，まさに「主食，主菜，副菜を基本に，食事のバランス」の取れた食生活が大切なのです。

がんのリスクを下げる食生活

　国立がん研究センターは，日本人を対象とした研究結果から得られた「科学的根拠に基づくがん予防」[*1] をウェブサイトにて公表しています。がんの要因として，喫煙のほか飲酒，過体重・肥満，塩分摂取，野菜摂取不足，運動不足など日々の生活習慣が指摘されています。

　「禁煙」「節酒」「食生活」「身体活動」「適正体重の維持」の五つの生活習慣に気をつけて生活している人は，そうでない人と比べて，将来がんになるリスクは，男性で 43%，女性で 37% も低下することが明らかとなっています。

　がんのリスクを下げる大人の食事について，サイト内で取り上げられていることを紹介します。

・減塩（1日あたりの食塩摂取量：男性 8.0 g 未満，女性 7.0 g 未満）
・野菜と果物を摂る（1日あたりの野菜摂取量：350 g 以上）
・熱い飲み物や食べ物は冷ましてから（熱いと食道がんのリスクが高くなる）

また，食生活とは関係ありませんが，ウイルス・細菌感染も，がんの

主要な原因であることが明らかとなっていて，日本人のがんの原因の約20%を占めていると推計されています。

メタボを防ぐための食事

　メタボリックシンドローム（通称メタボ）とは，内臓脂肪の蓄積に加えて，空腹時血糖や血中の脂質，血圧が一定以上の値を示している状態のことです。メタボがきっかけとなって引き起こされる危険性のある生活習慣病には，糖尿病，高血圧症，脂質異常症，虚血性心疾患，脳血管障害，高尿酸血症，腎臓病，認知症，がんなどがあるとされます。

　そのため厚生労働省は，生活習慣病の予防を目的とした健康情報サイト「e-ヘルスネット」[*2] を開設しています。サイト内には，肥満や内臓脂肪蓄積につながりやすい食習慣を取り上げ，改善策が示されていますので紹介します。

　　・朝食を抜くなど不規則な食事→1日3食規則正しく
　　・お腹いっぱい満足するまで食べる→腹八分目といわず腹七分目で切り上げる
　　・早食いである→よく噛んで，ゆっくり食べる
　　・寝る前に食事や飲酒をする→床につく前3時間は飲食をしない
　　・よく間食をする→おやつは時間と量をきちんと決める

　もちろん適度な運動や十分な休養・睡眠もメタボを防ぐためには重要になってきます。その詳細も「e-ヘルスネット」で解説されていますので，興味関心のある人はぜひアクセスしてみてください。

---

*1　参考：がん研究センター　がん情報サービス「科学的根拠に基づくがん予防—がんになるリスクを減らすために」(https://ganjoho.jp/public/pre_scr/cause_prevention/evidence_based.html)
*2　参考：厚生労働省 生活習慣病予防のための健康情報サイト　e-ヘルスネット「メタボリックシンドロームを防ぐ食事」(2018.6.21)

まとめ

● 保健機能食品（特定保健用食品，栄養機能食品，機能性表示食品）だけを摂取すれば健康を維持できるわけではない。

● 健康に重要なのは，「バランスの取れた食生活，適度な運動，十分な休息・睡眠」

● バランスの取れた食生活については，厚生労働省 e-ヘルスネットなどで詳しく解説されている。

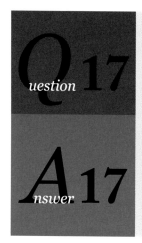

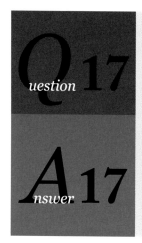

患者向けの「特別用途食品」。食べると病気が治るの

Q17 Question

A17 Answer

「特別用途食品」は，病気の人や妊婦，子どもたちを対象として，特別な使い道がある食品のことです。「病者用食品」は食事療法の一環として用いるという特別な使い道がある食品ですが，医薬品のような治療を目的とはしていません。

特別用途食品とは？

消費者庁の資料[*1]によると，「特別用途食品」は下記のように説明されています。

> 特別用途食品とは，乳児，幼児，妊産婦，病者などの発育，健康の保持・回復などに適するという特別の用途について表示するものです。

つまり，特別な使い道を表示できる制度ということになります。表11のように分類されます。

ちなみに，制度がつくられた歴史的背景から，一部の特定保健用食品（トクホ）が「特別用途食品」に含まれています。ですが，今回は，狭い意味での特別用途食品について解説しています。

特別用途食品には，許可マーク（図8）もあります。

でも，このマークを見たことがある人は少ないかもしれません。この「特別用途食品」は，許可された製品が非常に少ないのです。2020年12月18日現在で71製品しかありません。

表11　特別用途食品の分類

病者用食品	許可基準型	低たんばく質食品
		アレルゲン除去食品
		無乳糖食品
		総合栄養食品
		糖尿病用組合せ食品[※2]
		腎臓病用組合せ食品[※2]
	個別評価型	
妊産婦，授乳婦用粉乳		
乳児用調製乳	乳児用調製粉乳 乳児用調製液状乳	
えん下困難者用食品	えん下困難者用食品 とろみ調整用食品[※1]	
特定保健用食品[※3]		

[※1]　2018年4月1日より追加
[※2]　2020年9月9日より追加
[※3]　一部の特定保健用食品は特別用途食品に分類される

図8　特別用途食品のマーク

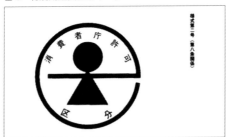

備考：区分欄には，乳児用食品にあっては「乳児用食
品」と，幼児用食品にあっては「幼児用食品」と，妊産
婦用食品にあっては「妊産婦用食品」と，病者用食品
にあっては「病者用食品」と，その他の特別の用途に
適する食品にあっては，当該特別の用途を記載します。

　次に紹介する製品なら，皆さんも見聞きしたことがあるのではないで
しょうか。
　経口補水液の「オーエスワン®（病者用食品：個別評価型）」です。
　許可された表示は次のとおりです。

> 　オーエスワンは，脱水症のための食事療法（経口補水療法）に用いる経口補水液です。軽度から中等度の脱水症における水・電解質の補給，維持に適した病者用食品です。下記の状態等を原因とした脱水症の悪化防止・回復，脱水症の回復後も下記の状態等における水・電解質の補給，維持にご利用ください。
> - 感染性腸炎，感冒による下痢・嘔吐・発熱
> - 高齢者の経口摂取不足
> - 過度の発汗
>
> また，脱水を伴う熱中症にもご利用ください。

　つまり，「脱水状態の人が摂取する」という特別の使い道を目的につくられた経口補水液ということになります。

　なお，この表示の許可のために実施された臨床試験の結果では，「脱水状態の人がオーエスワンを摂取すると，ミネラルウォーターを摂取したときと比べて，水分が速く吸収された」ということがわかっています。

　ただ，特別用途食品のルールでは，「脱水を予防できる」とか「脱水が治療できる」といった効き目（機能性）は表示できません。「脱水症における水・電解質の補給，維持に適した」などの用途，つまり「使い道」「使用方法」が表示できる制度になっています。

　ほかにも，特別用途食品には，たんぱく質を制限しなければならない腎臓病の患者に適した「低たんぱく質食品（病者用食品：許可基準型）」などがあります。ただ，この食品を食べたからといって腎臓病が治るわけではありません。

　同じように，「アレルゲン除去食品（病者用食品：許可基準型）」を食べてもアレルギーが治るわけではなく，「無乳糖食品（病者用食品：許可基準型）」を食べても，牛乳などに含まれる乳糖を分解できず下痢などを引き起こす「乳糖不耐症」が治るわけではありません。

　また，特別用途食品はカプセル型，錠剤型の製品は認められていません。通常の食品の形態であることが条件になっています。これは，特に病者用食品では，今まで食べていたものと置き換えることで食事療法を

しやすくすることを目的としているからです。

　許可の基準・要件では，「食品の栄養組成を加減し，又は特殊な加工を施したものであって，その食品が医学的，栄養学的見地からみて特別の栄養的配慮を必要とする病者に適当な食品であること」「同種の食品の喫食形態と著しく異なったものではないこと」などと定められています。

　許可された製品数が少なく，ちょっと日陰の存在になってしまっている特別用途食品。

　もう少し活用されるように，ルールを変更してもよいのではないかと個人的には思う次第です。例えば，使い道だけではなく効き目も表示可能とし，オーエスワン®の場合であれば「脱水状態における水分の吸収を早める」などと表示できるようにしてはいかがでしょうか。

＊1　参考：消費者庁「特別用途食品とは」(https://www.caa.go.jp/policies/policy/food_labeling/health_promotion/pdf/syokuhin88.pdf)

まとめ

- 特別用途食品には，病者用食品，妊産婦・授乳婦用粉乳，乳児用調製乳，えん下困難者用食品がある。
- 病者用食品は，どのような病態の人が利用したらよいか使い道が表示できる。
- 特別用途食品は，カプセル型・錠剤型などの製品は認められていない。

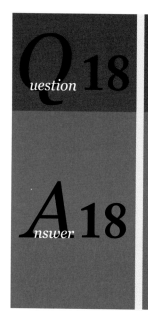

健康食品の効き目に科学的根拠ってあるの

特定保健用食品（トクホ）などのように機能性（効き目）や用途（使い道）が表示できないものは，一般食品に分類されます。その中には「栄養補助食品」など，錠剤やカプセルといったサプリメント形状で販売されているものもあります。国の制度に定められた保健機能食品などとは異なり，必ずしも科学的根拠があるものばかりではありません。データベースを活用し，有効性・安全性の情報を賢く利用することが重要です。

ランダム比較試験（RCT）

保健機能食品に分類される特定保健用食品（トクホ）や機能性表示食品は，法律で効き目を表示することが認められています。

これには，表示の根拠となる裏付けが必ず必要です。「裏付け」と一言で言っても，医学的な情報にも信頼性の高い裏付けと低い裏付けがあります。保健機能食品制度では，信頼性の高い「**ランダム比較試験（RCT）**」または，複数の RCT を検討する「**システマティックレビュー**」を使って，表示しようとしている効き目の有効性を立証する必要があります。

ランダム比較試験（RCT）とは，対象者をランダムに二つのグループに分けて，一方には評価しようとしている治療，もう片方には異なる治療を行い，一定期間後に効果を比較検討する臨床試験の方法です。

特定保健用食品（トクホ）の場合は，販売を計画している製品を摂取する「介入群」，効き目を表示したい成分が含まれていない「プラセボ」

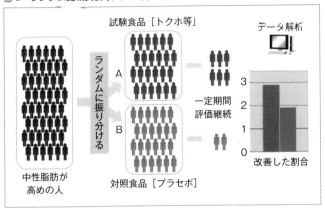

図9 ランダム比較試験［トクホ等］

試験食品［トクホ等］

データ解析

A

一定期間
評価継続

B

対照食品［プラセボ］

中性脂肪が
高めの人

ランダムに振り分ける

改善した割合

を摂取する「対照群」に分けます。

　例えば，中性脂肪を評価する指標にした場合，図9のようになります。

ランダム比較試験（RCT）の実施状況

　健康食品は本当に効果があるのかどうかを検証するための臨床試験が世界中で行われています。その結果は学術論文として報告されており，その報告数は，まさに右肩上がりといえるような状況です。

　図10は，アメリカの国立医学図書館が運営している医学論文のデータベース「PubMed（パブメド）」[*1] に収載されている報告数をグラフにしたものです [*2]。

　このパブメドに収載されている論文は，ほとんどが英語で書かれているため，内容を理解するには少しハードルが高いです。このような論文の内容をもっとわかりやすく入手する方法はないのでしょうか？

国が運営している健康食品のデータベース

　「国立研究開発法人 医薬基盤・健康・栄養研究所」という名前を聞いたことはありますか？　以前は「国立栄養研究所」あるいは「国立健康・

図10 健康食品：ランダム比較試験報告数

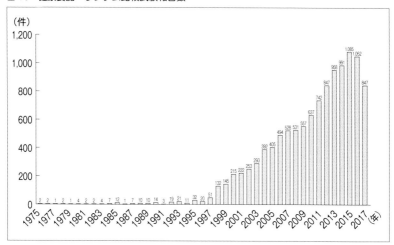

検索データベース：PubMed，キーワード：Dietary supplements，検索日：2018 年 7 月 11 日

栄養研究所」と呼ばれていた組織です。運動と食事による生活習慣病の予防や，食生活と健康との関係を調査・研究しています。

　ここでは健康食品の安全性・有効性に関する情報の収集と発信にも取り組んでいて，「『健康食品』の安全性・有効性情報」というサイト [3] を運営しています。

　トップ画面の，バーの中央にある「素材情報データベース」をクリックしてみてください。健康食品の素材が，50 音あるいはアルファベット順にリンクが並んでいるのがわかります。

　例えば，ひざなどの関節の動きが気になる人に人気のある「グルコサミン」の情報を調べようと思ったら，「か」をクリックすると「か行」で始まる健康食品の素材名一覧が表示されます。そして，「グルコサミン」と記載された箇所をクリックすると，グルコサミンに関する安全性と有効性に関する情報が閲覧できます。この情報は，パブメドなどに収載された論文をもとにしています。

　◇グルコサミンの素材情報：https://hfnet.nibiohn.go.jp/contents/detail24.html

実際にページにアクセスしてもらうとわかりますが，グルコサミンによる関節の痛みや関節炎に対する効果は，「有効性が認められた」という結果と，「有効性は認められなかった」という結果の両方がある状況です。

　また，このサイトの特徴は，気になる症状について，人を対象とした臨床試験の報告がない場合は「調べた文献の中に見当たらない。」と明記されている点です。ただ，誤解されやすいのですが「臨床試験の結果が報告されていない」ことは，「効果がない」こととイコールではありません。正確な理解としては「効果があるのかないのか，現時点ではわからない」というとらえ方になります。

　膨大なデータですべてを読むのは難しいと思いますが，「総合評価」だけはチェックしてみてください。

健康食品を利用する際に注意すること

　有効性を示す臨床試験の結果があった場合，商品を買う前に知っておいてほしい注意点があります。

　先ほどの手順で健康食品素材の情報を調べていくと，必ず図11のような注意喚起画面が出てきます。

　特に重要なのは，「**医療機関を受診している方は，『健康食品』を摂取する際に医師・薬剤師へ相談することが大切です。**」という箇所です。

　もともと，病気の治療に使われることを目的としているものは，食品というカテゴリー分類ではなく「医薬品」扱いになります。厚生労働省が承認した医薬品ではなく食品として販売されているのに，病気の治療を目的として販売されている健康食品は法律違反をしていることになります。

図11 注意喚起画面 (最終アクセス日：2021.3.5)

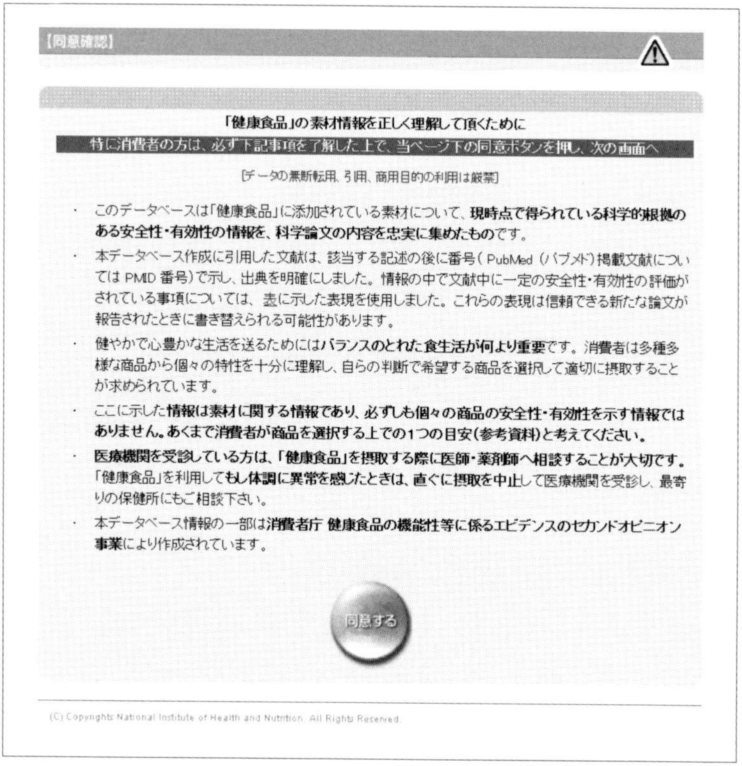

「食品＝安全」ではない

　最後に，このサイトには，健康食品の有効性だけではなく安全性の情報も掲載されています。ともすると健康食品は「食品」あるいは「天然・自然のもの」だから安全だと考えている人が多いと思います。

　ですが，今回紹介したデータベースの情報からも，健康食品による副作用（健康被害）の報告が数多く存在すると読み取れます。「食品＝安全」ということではないことをぜひ知っておいてください。

＊1　U. S. National Library of Medicine（アメリカ国立医学図書館）が運営する論文デー

タベース (https://pubmed.ncbi.nlm.nih.gov/)

*2 2017年の報告件数は，データベースに登録されるまでのタイムラグがあるため，本来よりも少なくなっています。

*3 国立研究開発法人医薬基盤・健康・栄養研究所「「健康食品」の安全性・有効性情報」(https://hfnet.nibiohn.go.jp/)

まとめ

●効き目を表示するには，人を対象とした臨床試験による裏付けが必要。

●一般食品に分類される健康食品・サプリメントの科学的検証が世界各国で進められている。

●健康食品にも副作用など気をつける点があることも，データベースから読み取れる。

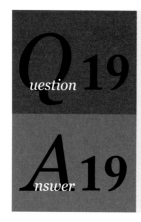

アレもコレも効くと謳う「万能サプリ」って安全なの

Q19 Question

A19 Answer

安全とは言い切れません。
複数成分が入ったサプリメントは，食品同士の組み合わせ，食べ合わせによる不都合な相互作用が生じる可能性はあります。

アクティブな生活に，うるおいを保つ？！

　最近，保健機能食品（特定保健用食品，機能性表示食品など）ではない，いわゆる健康食品・サプリメントの広告を見て気になったことがあります。それは，多種多様な成分が，ウリ文句を並べて次々と混ぜ合わされている現状です。例えば，図12のような広告を見たことはないでしょうか。

　楽をして結果を出したいというのは，人間の心理として理解はできます。

　ただ，このようなサプリメント，安全性の面では大丈夫でしょうか。

「相互作用」って知っていますか？

　複数の医薬品をのんでいるとき，その組み合わせによっては，効果が強く出過ぎたり，逆に効果が弱くなってしまったりすることがあります。このような薬ののみ合わせによる不都合を「相互作用」といいます。

　そして，この相互作用は，薬同士だけで起こるものではなく，食品と薬との間でも起こることが最近注目されてきています。厚生労働省が作成している生活習慣病予防のための健康情報サイト「e-ヘルスネット」[*1]

図12 万能サプリ？

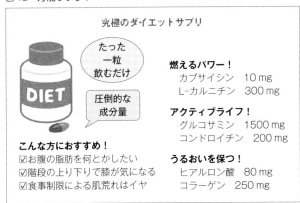

によると，代表的なものとして以下のような，のみ合わせによる相互作用が紹介されています。

- ・ビタミンB$_6$：抗てんかん薬（フェニトイン）の効果減弱
- ・ビタミンC：女性ホルモン（エチニルセトラジオール）の効果増強
- ・オレンジジュース：β遮断薬（高血圧・狭心症に対する薬）の効果減弱
- ・クランベリージュース：ワルファリン（抗凝固薬）の効果増強

さらに特定保健用食品（トクホ）や栄養機能食品と薬においても同様のことが指摘されています[*2]。

具体的には，糖尿病を薬で治療中の人が「血糖値が気になり始めた方へのトクホ」を摂ったり，高血圧症の人が「血圧が気になり始めた方へのトクホ」を摂ったりすると，低血糖や低血圧といった副作用を引き起こす可能性もあります。

しかし，残念ながら，食品同士の相互作用については，まだ研究が行われておらず，よくわかっていないのが現状です。わからない以上，食品と食品の食べ合わせによる不都合な相互作用は，起こる可能性があると考えておく必要があります。

仮に「サプリメントに効果がある」ならば，身体の中で何かしらの作

用を及ぼしているわけです。不都合な作用を起こしてしまう可能性も十分にあると考えておくべきだと思います。

繰り返します！「食品＝安全」ではない

そもそも論になってしまいますが，単一の成分であっても，食品であっても，100％安全ということはありません。食品は天然・自然のものだから安全と思われがちですが，アレルギーや摂取量など気をつけなければならない点が必ずあります。「食品だから，イコール安全だ」ということはないことをぜひ覚えておいてもらえたらと思います。

あまりに多くのサプリメントをのんでいる方は，一度見直してみてはいかがでしょうか。また，薬の治療をしている人や，健康に不安のある人は，どんなサプリメントをのんでいるか医師に相談してみてください。

本書でも繰り返し説明していますが，健康の維持・増進のために重要なのは「バランスの取れた食事」「適度な運動」「十分な休息」です。

食事を多種多様なサプリメントだけから摂取するような考えは，健康の維持・増進につながらないばかりか，思わぬリスクをまねく可能性があります。サプリメントとの向き合い方では「利用しない」という選択肢が常にあることを忘れないでください。

複数成分の入ったサプリメントの効果を検証するには？

では，複数の成分が含まれたサプリメントの効果は，どのように検証すればよいでしょうか？　結論からいえば，そのサプリメントを使って「ランダム比較試験」を実施して，有効性を検証する必要があります。

仮に成分 A・B・C の有効性が，それぞれランダム比較試験で確認されていたとしても，単純にその効果を足し合わせればよいというものではありません。

決められた割合で「成分 A・B・C」を配合した新たなサプリメントとして，改めてランダム比較試験で有効性を確認する必要があります。

これは，医薬品でも同じです。近年，複数の抗がん剤を使って治療する「多剤併用療法」が行われてきています。薬をあわせて使うことで効果が高まるケースもありますが，必ずしも薬の数が増えれば増えるほど効果が高くなるというわけではありません[3]。

　人間の身体は複雑にできていて，機械のように単純ではないことを知っておいてください。

＊1　参考：厚生労働省 生活習慣病予防のための健康情報サイト　e-ヘルスネット「食物と薬の相互作用」(https://www.e-healthnet.mhlw.go.jp/information/food-summaries/e-06)

＊2　参考：大分大学医学部附属病院薬剤部「Q&A　健康食品と医薬品相互作用」(http://www.med.oita-u.ac.jp/yakub/di/qa/kennkoushokuhinn.pdf)

＊3　参考：Aoki Y, et al. Phase III study of cisplatin with or without S-1 in patients with stage IVB, recurrent, or persistent cervical cancer. Br J Cancer. 2018. 119(5), 530-537.

まとめ

●有効成分を組み合わせたら，効果が相加的・相乗的に高まるわけではない。

●逆に，相互作用などの不都合なことが起こる可能性がある。

●複数成分のサプリメントの効果はランダム比較試験で検証する必要がある。

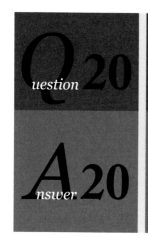

健康食品，摂れば摂る ほど効果アップするの？

Question 20

Answer 20

効果が立証された健康食品であっても，たくさん摂取すれば，より多くの効果が得られるわけではありません。健康食品の過剰な摂取にはリスクがあり，ビタミンＥのサプリメントであっても大量摂取すると死亡リスクが増える可能性があります。

健康食品の効果

　健康食品に効果があることを立証するためには，臨床試験で証明する必要があります。特に重要なのが「ランダム比較試験（RCT）」です。対象者をランダムに二つのグループに分けて，一方には評価しようとしている治療，もう片方には異なる治療を行い，一定期間後に効果を比較検討する臨床試験の方法です（Q18 参照）。

　では，ランダム比較試験で効果が証明された特定保健用食品（トクホ）を，1 日の摂取目安量の 2 倍摂取すれば効果も 2 倍になるのでしょうか。

　ランダム比較試験の詳細については Q18 で説明しました。重要なのは，その結果は，「同じ条件の対象者が，同じ条件で試験食品を利用したとき，同じ結果が得られる可能性がある」ことを意味している点です。

　示された効果を得ることを期待するには，臨床試験と同じように毎日決められた量を決められた期間摂取する必要があります。大量に摂取すれば効果が大きくなる，または一回摂取すれば効果が得られる，という効果が証明されたわけではありません。

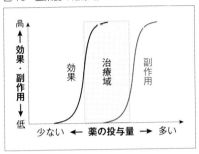

図 13　医薬品の治療域

（縦軸）高 ← 効果・副作用 → 低
効果　治療域　副作用
少ない ← **薬の投与量** → 多い

過剰摂取のリスクについて考える

　過剰摂取のリスクについて，医薬品の効果と副作用の関係を例に挙げて考えてみたいと思います。

　薬の量と作用の関係を調べてみると，薬の量を「0（ゼロ）」から徐々に増やしていっても作用は現れず，ある量から効果が用量に比例して現れ，そして再び徐々に効果が頭打ちになってきます。グラフにすると緩やかなS字カーブを描く形になります。

　忘れてはいけないのは，薬の量を増やしていくと必ず副作用も現れてくることです。こちらも同様に緩やかなS字カーブを描きます。

　薬を安全かつ効果的に使うためには，効果が十分に発揮され，副作用は最小限に抑えられている状態の投与量を，臨床試験の結果を踏まえて決めていきます。これが薬の治療域となります（図13）。

　つまり，「薬の量を増やし続けても，効果はどこかで頭打ちになる」「薬の量が増えれば副作用が現れるリスクが高くなる」のです。

　そして，これは，健康食品やサプリメントでも同様です。例えば，抗酸化作用で有名なビタミンEについて，サプリメントとして大量（推奨摂取量の20〜30倍）に摂取する臨床試験を実施した結果，予想に反して死亡リスクが増えることも報告されています[1]。

目を引くキャッチコピーには注意が必要

「レモン 50 個分のビタミン C」「しじみ 300 個分のオルニチン」「ワイン 10 杯分のレスベラトール」「トマト 20 個分のリコピン」

こんなキャッチコピーを見たことはないでしょうか。

身体に良いとされる食品でも，大量に食べれば，お腹が痛くなったり下痢をしたりすることがあることは，皆さんも想像がつくかと思います。身体にとって必要な水でさえ，一気に大量にのめば水中毒という死に至りうる状態になります。

健康食品の場合，原材料となった食品は普段食べているものでも，ある成分だけを濃縮したり抽出したりして製品化されています。そして，「たった 1 粒で，β カロチンがニンジン 3 本分！」と宣伝されている製品がカプセルや錠剤であった場合，一度に大量に摂取することができてしまいますので，ニンジンに換算すると数十本分相当を摂取できてしまいます。

そこで，考えていただきたいのですが，普段，ニンジン数十本を一度に食べることはあるでしょうか？　おそらくないと思います。もし，無理に食べたとしたら，腹痛や下痢に襲われたりして体調を崩してしまうでしょう。

ですから，原材料となっている食品が馴染みのあるものでも，それからつくられた健康食品はまったく別の食品であるぐらいの感覚が必要になってくると個人的には考えます。

健康食品の「食品」という単語には，「食べるもの＝そんなに危険なものではない」といった安心感があるかもしれません。また，病気で治療中の患者さんの中には，「医薬品＝化学物質で副作用のある危険なもの，健康食品＝食品は天然・自然のものだから副作用がなく，どれだけ摂取しても大丈夫」といった誤解を抱いていることもあります。

ですが，食品が天然・自然のものだからといって，それは安全であることを意味しているわけではありません。

健康食品に効果があるとするならば，摂取量を間違えれば副作用もあ

るということを意味していると肝に銘じてもらえたらと思います。

＊1　参考：厚生労働省『「統合医療」に係る情報発信等推進事業』eJIM〈「統合医療」情報発信サイト〉「ビタミンE」(https://www.ejim.ncgg.go.jp/pro/overseas/c03/18.html)

まとめ

● 保健機能食品（特定保健用食品など）には，1日あたりの摂取量や摂取の方法が表示されている。

● 効果（機能性）は，表示されている量を摂取することで得られることが期待される。

● 過剰な摂取が健康に害を及ぼす場合もある。

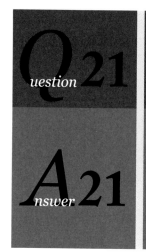

Q_{uestion} 21 サプリメントは何種類のんでも大丈夫なの？

A_{nswer} 21

効果があるということは，何らかの影響を身体に与えるということです。

サプリメントは多く摂れば摂るほど効果が出るものではなく，逆に健康被害のリスクが高まります。医薬品と同様に，多種類のものを使用すると相互作用が起こりやすくなります。

▍サプリメントは食品です
ただし，機能性があるということは身体に影響を
与えるということ

　サプリメントは，医薬品のように効果があり，一方で食品だから，いくら摂取しても安全と思っている人もいるようですが，それは間違いです。

　食品であっても，食中毒をはじめ，食べすぎによる腹痛，アレルギー反応など，100％安全ということはありません。ただし，一般食品は味とか嗜好性もあり，たくさんの量を毎日食べ続けることはできません。片やサプリメントは，特定成分を多量に長期間摂取することが容易にできる点を考慮する必要があります。

　機能性を期待するということは，身体に対して良い作用にしろ悪い作用にしろ，何らかの影響を身体に与えるということを理解する必要があります。

サプリメントの特長

　宣伝でもよく使われるフレーズですが、「レタス8個分の食物繊維が
これ1本で」というように、レタスを毎日8個は食べられませんが、
サプリメントであれば毎日容易に特定成分を摂ることが可能です。それ
がサプリメントのメリットである一方、ある特定成分を大量に摂ること
による健康被害を起こす可能性もあるということを認識しておく必要が
あります。

　食品の食経験に基づく安全性は、長年食べられてきたという事実によ
り確認されていますが、ある食品素材から抽出された特定成分やエキス
などの長期間（数十年という単位での）摂取の安全性は確認されていま
せん。

　また、サプリメントの利点として、複数の特定成分を1粒や1本に
まとめて入れることもでき、一時に複数の身体によいとされる特定成分
を摂取することも可能です。ただし、それらの特定成分や、濃縮された
エキス同士での相互作用などは、ほとんど研究されていないというのが
現状です。

サプリメントの健康被害

　サプリメントは、健康維持・増進に用いるものです。何らかの影響を
身体に与えるものです。

　サプリメントの健康被害は、決して多くはありませんが、0（ゼロ）
ではありません。実際、国民生活センターに寄せられる健康食品（サプ
リメント以外も含む）の健康被害相談件数は、毎年2,000件程度でし
たが、ここ1，2年倍増しています（表12）。

　多くのものは、軽微で一過性のものであり、摂取を中止すれば症状が
消えるものがほとんどですが、中には入院や通院などの治療が必要なも
のも報告されています。健康食品の摂取で身体に悪い症状が出たら、ま
ず摂取をやめて様子を見るということが肝要です。様子を見ても症状が

表12　国民生活センターに寄せられた健康食品の健康被害相談件数

年度	2016	2017	2018	2019	2020
相談件数	1,877	1,851	1,800	3,926	2,230 ※

※　相談件数は2020年9月30日現在（前年同期＋1,205）

改善しないときは医療機関を受診することをお勧めします。

　1種類のサプリメントでも，複数の成分や濃縮エキスなど（ほとんどの場合，エキスでは含まれる全成分はわかっていません）が含まれているものも多く，また，複数種のサプリメントを摂る場合，非常に多くの成分を一時に，そしてある程度の期間を摂取し続けることになります。残念ながら，それらの成分についてそれぞれの相互作用や医薬品との相互作用に調査研究が行われているわけではありません。逆に，調査されているもののほうが少ないと思ってよいでしょう。さらに製品であるサプリメントと医薬品との相互作用の調査研究はほとんどないのが実情であり，医薬品との相互作用を完全に否定できるものはないと考えるべきです。

　医薬品の多剤服用（ポリファーマシー）が問題視されていますが，さらにサプリメントを併用するとより副作用や相互作用が出やすくなるということもいわれています。実際，サプリメントを複数種摂取することによって薬物肝障害を起こした事例や，医薬品と多種類のサプリメントを併用したことによる医薬品の副作用の発現事例なども報告されています。

　医薬品とサプリメントの併用に際しては，事前に医師・薬剤師などの専門家に相談し利用するようにしましょう。

まとめ

●サプリメントでも，健康被害を起こす可能性がある。

●多種類のサプリメントと医薬品を併用すると相互作用が起こる可能性が高まる。

●複数のサプリメントを摂取する場合，同一の成分を重複して摂取することがあるので要注意！

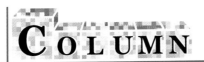

COLUMN

プラセボ効果とノセボ効果，
平均への回帰

　健康食品の効果を判断するときに知っておいたほうがよいことがあります。

　プラセボ効果とは，医薬品の試験をする場合に，有効成分を含まない偽薬に割り当てられた患者さんでも，自分が「効果のある薬をのんでいる」と思い込むことで病気の症状がよくなる場合があることを指します。このような効果は非常によく観察されるので，医薬品の効果を調べる場合には二重盲検法が必須とされています。

　プラセボ効果は痛みなどの症状には特に大きく，そして不思議なことにそれがプラセボであると知っていてもなお，効果があるという報告があります。ただし，プラセボで体重が減るという報告は聞いたことがありませんので，物理的な効果はないのでしょう。

　このプラセボ効果と対になるのがノセボ効果で，これは悪い影響があるに違いないと思い込んでいると実際に悪影響が出てしまうという現象です。

　これらは医薬品の分野でよく研究されている現象ですが，医薬品でなくても化粧品や食品など，良いと思って使ったり食べたりしていると良い効果があるような気がする，という経験は誰にでもあると思います。ただ，医薬品と違って食品の場合には実験をする人と判断する人の両方に投与を教えない二重盲検どころか，使用者に教えない単なる盲検も困難なので食品の影響を調べた研究からプラセボ効果やノセボ効果を排除するのは非常に難しく，しばしば研究結果が矛盾することの一因にもなっています。

　例えば，有名人が特定の食事法を実践してみたら体調が良くなった，と主張していることがよくありますが，スポンサーからお金をもらって宣伝のために嘘を言っているのではなく，本当に良いと感じて言っている場合も相当あるのではないかと思います。こうすればよくなるという話をたくさん聞いていると実際にそうなることがプラセボ効果の不思議なところです。この食品は高級品だからおい

しいでしょう?　といわれれば実際においしく感じるものです。

　逆に悪い話を聞かされると，ノセボ効果で具合が悪くなります。イギリスの食品安全機関であるFSA（Food Standards Agency）が委託した研究で，自称アスパルテーム過敏症の人を対象に二重盲検無作為対照試験でアスパルテームを含む/含まないシリアルバーを食べてもらったところ，アスパルテームの有無で差はなかったことが報告されています。アスパルテーム過敏症の「症状」をつくり出すきっかけは，アスパルテームが悪いものでこの食品にはアスパルテームが入っているという「情報」なのです。食品添加物や予防接種，化学物質などがしばしばノセボ効果で悪者にされています。

　平均への回帰は，データに偏りがあったとしても，やがて平均値に近くなる現象のことをいいます。例えば，血圧を測定すれば，時に高かったり低かったりしますが，何日も測定していけば平均値になります。この現象を利用して，集団での健康診断で血圧が平均より高く出た人たちを集めて健康食品Xを1週間摂取するよう指示し再び血圧を測定すると，ほぼ間違いなく健康食品Xにより血圧を下げる作用が確認されました，という結果を得ることができます。あるいは，風邪をひいて熱が出たとき，その熱は何もしなくてもやがて平熱になる可能性が高いので，熱が出たときに何かをすればそれが熱に効いたとみなされる傾向があります。古い時代，本当は効果のない医療介入が広く行われていた理由の一つでもあります。医学の世界では「薬を投与した，治った，故に効いた」の「3た」論法としてよく知られています。人は痛みなどが辛いときに医師を探す場合が多いので，熱や痛みのピークで何かをしてもらったら，それが何であっても症状は緩和し，効果があったと感じる可能性が高いです。そして効果があるという評判が定着すれば，プラセボ効果も相まって実際に「効く」可能性も高くなります。

　いわゆる健康食品を含む食品の健康への影響を調べた研究で報告されている「効果」のかなりの部分がこれらの影響を排除できていないために実際にはそれほど大きな良い影響も有害作用もないのに影響があったとされている可能性があります。食品は医薬品と違って投与群と対照群を盲検にすることが困難であることを言い訳にして，研究者自身も研究の質を向上させるための努力を放棄している場合があるのではないかと思うのです。

日常生活において，日々の食事を「おいしくて健康に良い」と思っていただくことには，特に問題はなく，むしろプラセボ効果を活用してかまわないと思いますが，深刻な健康問題がある場台には厳格な吟味が必要でしょう。

〔参考〕

1) NHS "Research casts doubt on aspartame sensitivity" Friday 20 March 2015. (https://www.nhs.uk/news/food-and-diet/research-casts-doubt-on-aspartame-sensitivity/)

COLUMN

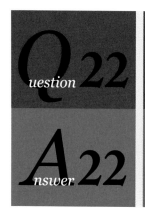

漢方薬とサプリメント, 効くのはどっち

Question 22

Answer 22

漢方薬は医薬品であり, サプリメントは食品, 比較できるものではありません。
サプリメントの好転反応を科学的に証明されたものはありません。

漢方薬は医薬品であり, サプリメントとは大きく違う

漢方薬を医薬品ではなく, むしろサプリメントより食品に近いものと思っている方がいますが, それは大きな間違いです。漢方薬は医薬品であり, 病気の治療に使用するものであり, 食品であるサプリメントとは大きく異なるものです。

漢方薬は健康食品ではありません

漢方薬は医薬品であり, 健康食品ではありません。

漢方薬は特定の疾患の治療や症状の改善に用いるもので, 医療用医薬品, 一般用医薬品の両方で用いられています。漢方薬は, 一般的に効果がおだやかなものが多く, 医薬品でないと思われている方がいますが, それは誤りです。漢方薬でも, 正しく利用しないと, 副作用の起こることがあります。過去には死亡例が出たケースもあります。

漢方薬は, 病気を治すためのものであり, 漫然と服用するのではなく, その病気や症状が治まれば, その使用について, 薬剤師に相談して使用することが必要です(医療用の場合は, 症状に合わせ医師が処方す

るので，診察時に症状や改善状況をしっかりと説明してください）。

　最近は，一般用医薬品の中には，その販売名だけでは漢方薬であることがわからないようなものもあり，すでに漢方薬を使っている人で，同じ処方のものを使用してしまったというようなケースも出ていますので注意してください。

　例えば，よくテレビCMなどで見かけるナイシトール®は漢方の防風通聖散の処方，ハルンケア®は八味地黄丸の処方です。

　病院から薬をもらっている方，病気の治療をしている方は，一般用医薬品の漢方薬を使用する場合には必ず，薬剤師または登録販売者に，購入の際その旨を説明し，医療用医薬品との併用により相互作用などがないかを確認し，使用するようにしてください。

　また，漢方薬を健康食品のように，健康の維持増進のために使用するといった考え方は間違いです。

▍サプリメントの好転反応と思っているのはアレルギー？

　健康食品の販売員の中には，サプリメントを摂取して体調が悪くなった（皮膚が発赤した，かゆくなった，腹痛や頭痛がするなど）ときに，「それは，身体の中から毒素が排出されている証拠だから，もうしばらくしたらよくなるので，ここで中止しないのみ続けてください」と継続摂取を勧めてくる人もいるようですが，これは大変な間違いです。決して我慢して続けないでください。

　その後によくなるというような保証も科学的根拠もありません。多くの場合は，そのサプリメントが身体に合わないか，アレルギー反応を起こしているかであって，使用し続けることにより症状が悪化してしまうこともあります。

　サプリメントを摂取して，何か身体にとって好ましくない反応が起こったときは，まず中止をして様子を見るというのが大事です。少したっても症状が消えないときには，医療機関の受診をしてください。

　また，サプリメントを使用したときは，メモをとる習慣をつけてくだ

図14　健康食品手帳例

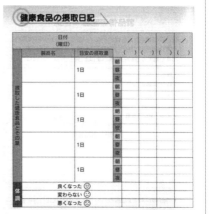

（作成：東京都健康安全研究センター）　　（公表：一般財団法人医療経済研究・社会保険福祉協会）

さい。いつから摂取して、いつどのような症状が出たかを記録しておくと、医療機関などに相談したときも、そのサプリメントの影響なのかも判断がつきやすくなります。健康食品手帳の利用やお薬手帳の空欄をうまく利用してメモをとるという習慣をつけてください（図14）。お薬手帳には、漢方薬などの一般用医薬品の使用についても記載しておくと、調剤薬局の先生が、それを見て、病院から処方されている医薬品の相互作用などを確認しやすくなります。

まとめ

●漢方薬は医薬品、サプリメントは食品。使用の目的がまったく違う。

●漢方薬でも副作用も相互作用もある。

●漢方薬もサプリメントも専門家に相談を。

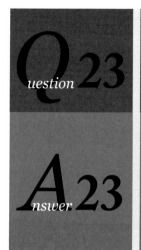

サプリメントは子どもや妊婦がのんでも大丈夫？

Q23 Question

A23 Answer

小児や妊婦・授乳婦の安全性が確認されているサプリメントはありません。

お子さんの栄養は食事からが基本です。お子さん向けのサプリメントもありますが，そのサプリメントの安全性がその製品で確かめられているものはありません。また，効果も確認されているものはありません。

▌サプリメントでの子どもや妊婦への安全性を確かめた試験はない

　特定保健用食品（トクホ）や機能性表示食品の保健機能食品を含め，その製品で健康な成人以外を対象とした臨床試験を行った製品はほとんどありません。つまり，小児や妊産婦の安全性が確認されているサプリメントはありません。

▌「妊娠中の奥さんやお子さんに，そのサプリメントをのませられますか？」

　もし，皆さんにお子さんやお孫さんがおられて，「このサプリメントの安全性はまだ確認されていません。ぜひお子さんやお孫さんを臨床試験に参加させてください」と求められたとき，「参加させます」と答えるでしょうか。多くの方は，「参加を見送ります」と答えるのではないでしょうか。医薬品であって他の治療法がないとか，今までの治療薬より効果が期待できるという試験薬であれば参加させるかもしれませんが，健康食品は，絶対に摂取しないといけないというものではないので，危

険が少しでもあり，安全性が確立していないなら，試験には参加させたくないと考えるのではないでしょうか。

　さらに食事からは摂取できない成分で妊婦・小児に絶対必要な成分があるかというと，そのような知見もありません。

　一般女性より妊産婦のほうが多く摂るべき栄養素はあります。食事摂取基準でも，妊産婦の付加量が定められているものもあります。それらの栄養素を食事で補えない場合には，サプリメントの利用は大変有用なものになります。ただし，サプリメント選びには，食品表示をしっかり確認して必要な栄養素が十分な量が摂れるか，また自分にとって摂りたいと思っていない成分が入っていないかなどを判断して使用することが大事です。

妊婦の葉酸サプリメント

　妊娠を希望されている方，妊娠初期の方は，葉酸を普段より多く摂る必要があります。それは胎児の神経管閉鎖障害発症リスクを減らすのに葉酸が必要だからです。

　妊娠1カ月前から神経管が形成される妊娠3カ月までの期間，十分な葉酸を摂る必要があります。その葉酸は食事だけでは不十分で，プテロイルモノグルタミン酸（葉酸）を $400\,\mu g$/日摂ることが勧められています。

　食事から一般的に摂れるポリグルタミン酸タイプの葉酸ではなく，モノグルタミン酸タイプの葉酸を摂ることが必要になります。そのためには葉酸を強化した加工食品やサプリメントを積極的に使用することになるのです。

　サプリメントを選ぶ場合のポイントとして，マルチビタミンの製品を選ぶと，ビタミンAが多い場合には過剰摂取にもなりかねません（妊娠初期にビタミンAを過剰摂取すると胎児に影響する可能性があります）。しっかりと食品表示を見て利用することが重要になります。

　葉酸は，栄養機能食品としても認められていますが，栄養機能食品

「葉酸」では，胎児の神経管閉鎖障害発症リスクを減らすのに必要とされる葉酸の量を満たしていません。特定保健用食品（トクホ）も疾病リスク低減表示で「葉酸」の使用を認めていますが，残念ながら今のところ許可されている製品はありません。妊娠を希望されている方，妊娠初期の方が葉酸のサプリメントを利用しようと思ったときには「いわゆる健康食品」から選ばざるを得ません。製品のパッケージ裏の食品表示をしっかり読むことが重要になります。

子ども向けのサプリメント効果に科学的根拠なし

　小児向けのサプリメントとして，「背が伸びる」「学習能力が上がる」などの広告宣伝をして販売をしているサプリメントがありますが，それらの効果については，科学的根拠はまったくありません。小児を対象とした臨床試験すらしていないものがほとんどです。

　また，製品で，小児の安全性が確かめられているものはほとんどありません。

　サプリメントは，食事で足りないものを補うというスタンスで使うべきであり，3食バランスの取れた食事をしているお子さんには必要のないものです。

　食が細い，偏食で栄養素の補給が必要というお子さんにとっては，サプリメントによる栄養補給は非常に有用ですが，「これだけ摂れば背が伸びる」「学習能力がアップする〇〇配合」などという広告には，まったく科学的根拠がありません。

　食事で栄養素を十分に摂れないお子さんもいますが，そうではないお子さんにサプリメントを摂取させるのは，親のエゴとかわがままなのかもしれないと一度考えてみてください。

　「子ども向けサプリメント」「小児専用健康食品」などの言葉も見受けますが，特別に小児への安全性が確認されている意味があるのではなく，製造・販売メーカーが，売りたいと思ってつけている単なるキャッチフレーズと理解する必要があります。

まとめ

● 妊産婦向け，小児向けサプリメントの安全性は確かめられていない。

● 妊娠を期待される方の「葉酸」サプリメント選びは，食品表示をしっかり見て！

● 子ども向けサプリメントに効果の科学的根拠は乏しい。

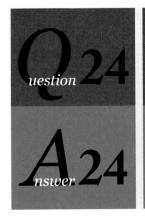

医薬品とサプリメント
のビタミンは同じなの？

医薬品でも，サプリメントでも，同一成分が同一量，体内に吸収されれば同一の効果作用が出ますが，医薬品とサプリメントは使用目的が違うため違う成分が用いられているものがあります。

医薬品とサプリメントは使用目的が違う

　医薬品は，病気の治療・予防を目的にしているのに対し，サプリメントは健康の維持・増進を目的としています。

　例えば，ビタミンＣの一般用医薬品の効能効果は，「次の諸症状の緩和：しみ，そばかす，日やけ・かぶれによる色素沈着。次の場合の出血予防：歯ぐきからの出血，鼻血。次の場合のビタミンＣの補給：肉体疲労時，妊娠・授乳期，病中病後の体力低下時，老年期」とされているのに対し，栄養機能食品ではその栄養機能は，「ビタミンＣは，皮膚や粘膜の健康維持を助けるとともに，抗酸化作用を持つ栄養素です」となっています。また，１日用量も，医薬品は 50～2,000 mg に対し，栄養機能食品は 30～1,000 mg となっています。

何のためにビタミンを摂取・服用するのか？

　ビタミン剤（医薬品）とサプリメントのどちらを使用するかは，どのような目的で，それらを服用・摂取するかということで変わってきます。

　前述のビタミンＣの場合でもわかるように，医薬品の効能効果は，

病気の治療です。サプリメントの使用目的は，食事などからビタミンC
の補給が足りない場合に，健康維持増進のために使用するものであり，
目的の根本が違います。

　ビタミンCの場合，医薬品でも健康食品でも成分としては，アスコ
ルビン酸，アスコルビン酸ナトリウム，アスコルビン酸カルシウムであ
り，同じものが使用されます。ただし，一般的には医薬品の用いられる
成分とサプリメントに用いられる成分の純度（品質）を比較すると医薬
品のほうが高いと思われます。またサプリメントでは，果物の乾燥粉末
や抽出物をビタミンCの原料として用いているものも多くあります。

　ビタミンB_2の場合には，医薬品ではビタミンB_2の誘導体も使用で
きますが，サプリメントでは使用できず，使用されている成分に違いが
あるものもあります。

　また，ビタミンDでは，一般用医薬品やサプリメントでは，ビタミ
ンD_2（エルゴカルシフェロール）またはビタミンD_3（コレカルシフェ
ロール）が利用されますが，医療用医薬品としては，活性型ビタミン
D_3やビタミンDの誘導体が用いられています。医薬品が誘導体や活性
体が使用されるのは，治療を目的とするため，より高い効果を得るため
です。

　ビタミン剤（医薬品）の場合，用量だけでなく，用法も定められてお
り，1日何回，いつ服用するかまで定められています。一方で，サプリ
メントにはそのような規定はありません。

ビタミンサプリメントのメリット

　一般用医薬品では，配合してもよいビタミンの種類が決められていま
す。食事摂取基準で規定されているビタミンすべてを組み合わせること
はできません。一方，サプリメントにはそのような縛りはないため，
13種類全種類のビタミンを添加することもできます。実際販売されて
いるものの中には，13種類のビタミンと10種類のミネラルの1日の
基準量を満たし，12種のビタミンと4種のミネラルの栄養機能を謳っ

ている栄養機能食品もあります（1日10粒が摂取目安量）。このように，サプリメントであれば，医薬品では不可能な，1製品で多くのビタミンをさらにはミネラルも摂るような設計をされているものもあり，利用目的によっては，メリットのあるものもあります。

　また，心情的に化学合成されたビタミンを使用したくないという方には，植物，果物由来のビタミンだけを使用し設計されたサプリメントも販売されています。このあたりは使う方の気持ちの持ちようかもしれませんが，価格は高くなり，かつ摂取するボリュームも増えるということを考えなければ，そのようなサプリメントを選ぶのも一つの選択です。

　用法についても，ビタミンCなどは，利用効率を考えると，こまめに摂取するのがよいとされていますが，一般用医薬品のビタミン剤は1日の回数は3回までの規定がありますが，サプリメントでは，のむ回数に特に規定はないので，1日摂取目安量を超えない範囲で，何回にも分けて摂取することも可能です。

ミネラルも同じ考え方

　ミネラルもビタミンと同様に，医薬品では多くの種類を含んだ製品はありません。一方で，サプリメントでは，多種類のミネラルを配合したマルチミネラルの製品も多く流通しています。ただし，必要以上のミネラルを摂ることは意味がなく，逆に過剰摂取にもなりかねませんので，注意してください。利用目的に合わせた製品選びをすることが肝要です。

まとめ

●ビタミン剤（医薬品）とビタミンサプリメントは，使用目的が違う。

●同じビタミン名でも，成分が違う場合がある。

●多くの種類のビタミンを一時に摂るならサプリメントの利用も。

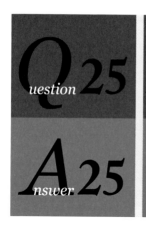

Question 25

多くの成分が入った
サプリメント。
1粒でも効果あり

Answer 25

サプリメントでも医薬品でも，効果を発揮
するにはそれなりの量が必要です。

健康食品が機能性を発揮するには

医薬品と同様に，サプリメントであっても，機能性を発揮するためには，機能性を発揮する成分が一定量血中に吸収されなければなりません（一部の腸管内で作用を発揮するものは除く）。機能性を発揮するのにもある程度の量が必要になります。カプセルも錠剤も，1粒の重量は200〜500 mg 程度です。

さらに，錠剤でも，カプセルでも，多くの場合は，賦形剤や滑沢剤などの製品をつくるための添加剤が必要になります。一部の素材そのものの粉末以外は，機能性素材だけでできているサプリメントはほとんどありません。

ほとんどのサプリメントは，機能性を発揮する成分より，そのほかの成分のほうが多いのが現実です。

原材料名欄の見方

サプリメントは他の一般加工食品と同様に，原材料名欄に，原則としてその製品に使用された（入れられた）すべての原材料と添加剤を記載

図 15 食品表示例

■名称:葛の花抽出物加工食品
■原材料名:麦芽糖、葛の花抽出物、難消化性デキストリン(水溶性食物繊維)、殺菌乳
酸菌末、パパイヤ抽出物、桜の花抽出物、粉末りんご酢、はちみつ末、レモン果汁末、生
姜末、アサイー末、エラスチン、カムカム果汁末、クコの実末、コエンザイムQ10、ココア末、
スピルリナ末、ドラゴンフルーツ抽出物、ハトムギ末、バラの花抽出物、ヒアルロン酸、プラ
ンタゴオバタ末、マンゴスチン抽出物、ローズヒップ末、黒胡椒抽出物、豚胎盤抽出物、ザ
クロ果実抽出物、セラミド含有米抽出物、ツバメの巣抽出物、鮭鼻軟骨抽出物/セルロー
ス、VC、ステアリン酸Ca、二酸化ケイ素、ナイアシン、甘味料(スクラロース)、VE、VB₂、香
料、クエン酸、ヘマトコッカス藻色素、リン酸カルシウム
■内容量:8.4g(300mg×28粒)

栄養成分表示(2粒当たり)エネルギー 2.2kcal、たんぱく質 0.03〜0.06g、脂質 0.01〜0.04g、
炭水化物 0.47g、食塩相当量 0.014g、ビタミンC 33.4mg

1日当たりの摂取目安量　　1日当たり2粒を目安にお召し上がりください。
葛の花由来イソフラボン(テクトリゲニン類として)含有量:22mg(2粒当たり)

する義務があります。書き方は原材料の重量の多いものから順番に記載
し、その次に、添加物を重量順に記載します。

サプリメントの食品表示例から

　図 15 に示した表示例の商品は、1 粒あたり葛の花由来イソフラボン
(テクトリゲニン類として) 11 mg を含む製品です。仮に、葛の花抽出
物の 30%が葛の花由来イソフラボンとした場合、葛の花抽出物の量は
37 mg となります。麦芽糖はそれ以上含まれていることになります。
栄養成分表示を見ると、ビタミンC が 16.7 mg (2 粒で 33.4 mg) 含
まれているので、セルロースも 16.7 mg 以上含まれることになります。
この 4 成分だけで最低 107 mg 以上を占めることになります (麦芽糖
やセルロースの量はもっと多いことが推測されます)。

　他の約 40 成分の量がどれくらい入っているのか、想像のつくところ
です。

■ その1粒に，本当に効く量が入っていますか？
その1粒で，すべての健康がかなえられると思われますか？ ■

　前述（図15）の表示例の商品は，摂取目安量として1日2粒とされ
ています。

　原材料名の記載の3番目にある「難消化性デキストリン」は特定保健
用食品でも機能性表示食品でも，お腹の調子を整える，食後の血糖値や
血中中性脂肪の上昇をおだやかにすることで用いられていますが，その
量は5gの製品がほとんどです。

　当該製品を見ると，仮に製品すべてが難消化性デキストリンからでき
ていたとしても，600mgしか摂取できないことになります。当然，期待
する機能性が得られることは考えにくいことは言うまでもありません。

　ほかにも多くの原材料や添加物が入っていますが，機能性を発揮する
量が含まれているかに関しては大きく疑問が残ります。

　ただ単に商品をよく見せるために加えられた原材料であり，その効能
や機能性を期待して入れられたようには思えません。

　このように，いくら身体に良い原材料や成分が入っていると書かれて
いても，その機能性が発揮される量が含まれていない以上，それは不純
物と同じです。心理的なプラセボ効果は期待できてもその成分の持つ真
の機能性は期待できません。

　逆にいろいろな成分がたくさん入っていることにより，相互作用が起
こりやすくなるかもしれません。

　健康食品を見極めるポイントとして，原材料や機能を期待して入れら
れている成分がどれくらいの量入っているのかが，パッケージに記載さ
れていたり，商品の紹介資料（インターネットの商品紹介ページ）に記
載されていたりする商品を選ぶというのも一つの選択です。原材料や成
分の量を表示するということは，メーカーさんのその製品に対する一つ
の自信の表れととってもよいかと思います。

まとめ

●健康食品の原材料の種類の多さより，入っている量を重視。

● 1 粒で健康はかなえられません！？

●たくさんの成分が入っているということは，相互作用も起こりやすいかもしれない。

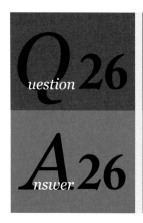

健康食品は贅沢

Q26 Question

A26 Answer

健康食品・サプリメントは，健康維持・増進を目的とするため，長く使用することもあります。購入や使用を考えるときは，経済的なことも含め，本当に自分にとって必要か考えましょう。

健康食品・サプリメントは絶対に 摂取しなければならないものではない

病気を治すためには，医薬品を服用する必要はありますが，健康食品は絶対に摂取しなければならないというものではありません。サプリメントを摂らなくて病気になった人も，それが原因で死亡した人もいません。

サプリメントの必要性

何度も書きますが，サプリメントは病気の治療に用いるものではないため，絶対に摂取しなければならないというものではありません。

基本的な考え方は，食事で十分に摂れない成分を補うという考え方です。

サプリメントの中には，通常の食事では食べることのないような成分を使用しているものもありますが，多くのものは，量の問題はありますが食事からも摂取できるものです。

サプリメントとしても多く利用されているビタミン，ミネラルのように，不足することにより，体調不良を起こしたり，病気を生じたりする栄養素もあります。サプリメントで使用される栄養素以外の成分は，それらの成分を摂らないからといって生命を脅かしたり，病気になったり

することはありません。

　食事で一部の栄養素がうまく摂れない人にとって，それらを補うサプリメントは有用なものです。逆に食事で十分に補えている栄養素をサプリメントで摂取してもあまり意味がありません。むしろ過剰摂取をまねかないとも限りません。

　例えば，日照時間が少ない時期は，生体内でのビタミンＤの合成が少なくなるので，冬の期間だけビタミンＤのサプリメントを利用するというのは理にかなった利用法の一つです。

　また，生理前から生理期間中にかけて，医薬品の鉄剤ではなくヘム鉄を成分とするサプリメントを利用するなどというのもサプリメントの上手な利用法です（医薬品の鉄剤は，無機鉄を有効成分とするため，胃のむかつき，吐き気，下痢が出る場合があります）。

┃サプリメントで健康になっても，
┃財布が不健康になっては……

　サプリメントの利用目的は健康維持・増進であり，場合により長期間にわたり使用することになるかと思います。サプリメントを購入する際に，１回だけの支出ではなく，今後も続けられるかを考えてスタートするということも大切なことです。

　健康診断で「血圧が少し高めですので生活習慣を見直してください」と言われた方が使うような特定保健用食品（トクホ）とか機能性表示食品が発売されていますが，それらの製品の臨床試験データを見ると，２〜３カ月毎日欠かさず摂取して，血圧が数 mmHg 下がったというものです。これらの特定保健用食品（トクホ）や機能性表示食品はたしかに血圧を下げる効果はありますが，その効果は医薬品と比べると非常に小さいものです。そのようなこともしっかり理解して利用する必要があります。

　また，「１箱１カ月分１万5,000円だけど，６箱（６カ月分）をまとめて今購入すると，半額の４万5,000円で購入できます。４万5,000円もお得になりますよ。得したお金でお孫さんと旅行にでもいかれては……」

などとセールストークで販売をしている電話勧誘販売などもあるように聞きますが，たしかにまとめ買いでお得になるかもしれませんが，それはすべて使い切った（のみ切った）場合の話であり，例えば1箱しか使わなければ，1万5,000円で済んだところが，3万円も多く支払ったことになってしまいます。まとめ買いをするときは，本当に必要かどうかを考えて契約をしてください。

　基本，食事から補える成分・栄養素は食事から摂取する。食事が不規則，好き嫌いが多い，食が細くなったなどの理由で，食事では十分に補えないときにサプリメントの助けを借りる。このようなスタンスがよいかと思います。通常の食事では摂取することのできない成分のサプリメントを利用する際には，そのサプリメントの利用目的や，その機能性の程度，経済的な負担を考えて使用するというのがよいでしょう。

　健康は，1回のサプリメント購入では得られません。食事，運動，休息のバランス，そして少しだけサプリメントからの手助けです。

まとめ

●サプリメントは長く利用することもあるので，経済的な負担も考えて。

●本当にそのサプリメントが必要かもう一度考えてからスタート。

●財布を不健康にするサプリメントでは意味がありません。

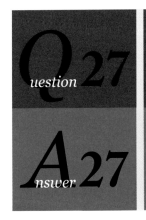

野菜ジュースや青汁は野菜の代わりになるの

野菜ジュースは，丸ごとの野菜ではありません。野菜ジュースは野菜搾汁入りサプリメントと考えるとよいかと思います。

青汁は，食事として摂取する野菜の補助にはなりますが代替えにはなりません。

野菜ジュースと野菜は同じではない

野菜ジュースは，野菜を絞ってつくったものです。市販の野菜ジュースはのみやすくするために搾りかすは捨てられてしまいます。また，野菜の栄養素，特にビタミン類は，時間がたつにつれて分解していきます。野菜を食べるより，食物繊維やビタミン類が少ないという場合があります。

「1日分の野菜がこれ1本で」の意味

「健康日本21」*¹ の中で，1日の野菜摂取量の目標値として1日350gが設定されています。この350gをもとに，1日分の野菜と書いてあるところがほとんどです。

「1日分の野菜がこれ1本で」というジュースは，野菜を350g摂取できるというものではなく，原材料として野菜を350g使用して製造された加工食品と考えるとよいかと思います。

自宅のジューサーでつくるジュースだと，野菜350gを入れてそのまま粉塵してそのままのむ（濾したりしなければ）と，まさしく野菜

350ｇを摂ったことになります。しかし，市販の野菜ジュースの場合は，のみやすくするために濾したり，あるいはおいしくするために，果物が加えられたり，甘みのある野菜が多く使われたりします。

　製品によっては，一度絞ったジュースを濃縮（水分を飛ばす）し，最終製品をつくる段階で，水を加えて以前の量に戻し濃縮還元 100%という形でジュースとして製造販売されているものも多くあります。この種々の加工段階や保存段階の状態で，当初野菜に含まれていた栄養素の一部が少なくなってしまいます。野菜 350ｇを食事から摂った場合の栄養素と同じものが取れるとは限りません。

　また，食事から野菜を摂る場合，「嚙む」という行為が発生します。特に生野菜の場合，そのままのみ込むことはできず，何度も口の中で咀嚼してのみ込むという動作が生じます。この「嚙む」という動作が健康にとって重要な要素であることは言うまでもありません。残念ながらジュースにはこの「嚙む」という行為がなく摂取できてしまいます。

　野菜は 350ｇの量を摂るということも大事ですが，いろいろな種類，違う色の野菜を摂るということも大事なことなのです。市販の野菜ジュースでは，コスト面やおいしさから，一部の野菜が多く使用されるケースも少なくありません。「30 数種類の野菜」などの表示をしているものもありますが，全種類の野菜が同じ量で入っているわけではなく，原料としては用いられているが量的には極端に少ない野菜もあるというケースも考えられます。

　一方で，野菜ジュースのメリットを，摂りやすさだけでなく，健康増進という面で考えると，普段野菜を食事で摂るときには捨ててしまい食べない部分（皮の部分など）も，ジュースでなら摂ることができ，ポリフェノール類は野菜を食するよりも多く摂取できる場合があります。

　野菜ジュースは，食事で摂る野菜の代わりとしてとらえるのではなく，野菜不足気味が気になる方向けの「野菜搾汁入りサプリメント」と考えるとよいかと思います。

「青汁」は野菜ではなく健康食品

　残念ながら，青汁は野菜の代替えにはなりません。野菜に含まれる一部の栄養素が含まれているのは確かですが，青汁をのむことで，野菜を摂ったことに置き換えをすることは間違いです。

　「青汁」といってもそのもとになる原材料にはケール，大麦若葉，アシタバ，クワ葉，クマザサ，ボタンボウフウ，モロヘイヤなどが使われており，「青汁」と名前がついていても，商品によって原材料がまったく違っていたり，含まれる成分も大きく違っていたりする場合があるので，商品選びの際には食品表示をよく見て自分の利用目的に合った製品を購入するようにしてください。

　また，「青汁」＝野菜ジュースのようなとらえ方をしており，健康食品と思っておらず，病院や薬局で「サプリメント・健康食品などは使われていますか」と質問を受けたときに，使用していないと答えられる方がいるようです。

　「青汁」の中には，医薬品との相互作用を考慮しないといけないものもあります。例えば，アシタバ，モロヘイヤ，クワ葉などはビタミンKを多く含むといわれており，経口抗凝固薬として広く利用されているワルファリンの作用（ビタミンKと拮抗し，血液を固まらないようにする）を減弱させる可能性があります。実際にワルファリンの医薬品添付文書（医薬品の説明書のようなもの）には，併用を注意するものとして，「青汁」が挙げられています。

　青汁も健康食品ととらえ，のんでいる方は，医薬品を使用する際は，青汁をのんでいることを医師・薬剤師にお伝えください。

＊1　「21世紀における国民健康づくり運動」（通称，健康日本21）とは，2000（平成12）年に厚生省（当時）が定めた健康増進施策のこと。

まとめ

●野菜ジュースは，野菜不足のときに利用する野菜搾汁サプリメント。

●健康のための目標量は，食事からいろんな野菜を毎日 350 g 摂取すること。

●青汁も健康食品！　医薬品との相互作用のあるものに要注意。

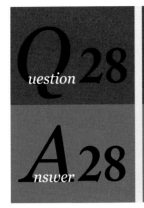

サプリメントは, いつのんでもいいの

Q28 / A28

サプリメントは, 食品であり, 医薬品のような用法用量を記載することができません。パッケージにのむタイミングの記載のないサプリメントはいつのんでもかまいません。

┃ 繰り返します！　サプリメントは食品です

サプリメントは医薬品と違い, 「1回2錠, 1日3回食後に服用」というような, 用法用量を記載することができません (保健機能食品は, 用法用量の記載が認められているものがあります)。

┃ 食品は厳密な用法用量を記載すると違反になる！

サプリメントは食品なので, いつ食べてもよいというのが基本スタンスです。白飯を1日3回食べないといけないという決まりがないのと同じです。

逆に, 「1回2錠, 1日3回食後に服用」のように, しっかりとしたのむ量やのむタイミングを記載すると, 医薬品的な標榜にあたり, 薬機法 (「医薬品, 医療機器等の品質, 有効性及び安全性の確保等に関する法律」) 違反となります。サプリメントメーカーは, 用法用量を書きたくても書けないという現状ではありますが, 一方で厳格に用法用量を書くべき科学的根拠を持ち合わせていないということもあります。保健機能食品のサプリメントであっても, 1日摂取目安量を1回でのむのと1

日3回に分けて摂取するのとでどちらが機能性を高めるかなどの臨床試験を行っているものはほとんどありません（皆無に近いと思います）。

　このようなさまざまな背景から，いわゆる健康食品のサプリメントは，「1日4粒を目安にお召し上がりください」といったあいまいな記載になってしまいます。4粒を1回に摂取するのか，2回に分けるのかは記載されていません。自分の生活スタイルに合わせて，朝夕の食事のあとに2粒ずつ摂取してもいいし，就寝前に4粒まとめて摂取してもよいということになります。

　保健機能食品のサプリメントに関しては，例えば「1日1包（4.6 g）を目安に，食事の際に100〜150 ml の水などに溶かしてお召し上がりください」というように，摂取のタイミングを記載されているものもあります。このように記載されているものは，食後に摂取した臨床試験の結果に基づき，その機能性が発揮されることが確かめられています（それ以外のタイミングで摂取してもその機能性が発揮されるかどうかはわかりません）。

　サプリメントは食品なので，これ以上の量を食べてはいけないという縛りはありませんが，摂取目安量の記載のあるものは，その量を守って使うことが重要です。効果が出ない，効きが悪いといって，量を増やす方がおられるようですが，サプリメントは量を増やせばより効果が出るというものではありません。反対に量を増やせば増やすほど，健康被害を起こしやすくなります。

┃ サプリメントものむべきタイミングがある

　サプリメントのパッケージには，のむタイミングは記載されておらず，基本的にはいつどのタイミングで摂取してもよいのですが，より効率的にサプリメントを利用するのであれば，含有されている成分や，期待している機能性により，摂るべきタイミングがあるはずです。

　例えば，水溶性のビタミンCであれば，体内に大量には蓄積することができず，摂りすぎた分は尿中に排泄されてしまうことを考慮すれば，

一時に6粒摂るより，朝・昼・夕に2粒ずつ3回に分けて摂取するほうがより効率的な利用と考えられます。

　また，貧血予防のためにも利用される「鉄」は，吸収があまりよくありません。特に無機鉄のサプリメントは吸収がよくありません。ビタミンCと一緒に摂ることにより吸収率がアップすることが知られています。摂取するタイミングだけでなく，一緒に摂取するサプリメントの組み合わせも，サプリメントを効率よく利用するための一つのポイントです。

　逆に，医薬品の吸収を阻害することが知られているような成分を含んでいるサプリメントは，医薬品と同時期に摂取することは勧められません。

　例えば，テトラサイクリン系抗菌薬やニューキノロン系抗菌薬とカルシウムやマグネシウムを一緒に摂取すると，キレートを作成し医薬品の吸収が阻害され，抗菌効果が減弱するおそれがあります。医薬品の添付文書にも，2時間以上間隔を空けて摂取すべきことが書かれています。医薬品とサプリメントを併用するときは，医師・薬剤師に相談して利用することが重要ですが，相談できない場合や医薬品との相互作用がわからない場合は，医薬品の服用とサプリメントの摂取のタイミングをずらして利用するというのも一つの方法です。

まとめ

●サプリメントは食品なので，「用法用量」の記載はできない。

●食品なのでいくらとってもよいが，目安量の記載のあるものは，その目安量を守ること。

●医薬品と併用している方は，摂取のタイミングも専門家に相談を。

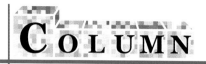

信頼できる情報とは

栄養や健康に関する研究は世界中で数多く行われていて，一般の人の関心も高いため，日々膨大なニュースが報道されています。学術論文を読むときの科学的根拠のレベルについては，本書のQ18で説明されていますが，ここではもう少し先を説明します。

エビデンスレベルの表

低い ↑ ↓ 高い	経験談・体験談，権威者の意見
	（細胞や動物を使った）実験室の研究
	観察研究
	非ランダム比較試験
	ランダム比較試験（RCT）
	システマティックレビュー

学術論文としては一般的にシステマティックレビュー（系統的レビュー）のエビデンスレベルが高いと判断されますが，システマティックレビューにも欠点はあります。システマティックレビューは手続きとしてはほぼ確立されているのですが，レビュー対象にした文献の質に大きく依存します。

基本的には質の高いランダム比較試験（RCT）がたくさんあればそれをレビューしたシステマティックレビューの質も高くなります。しかし入力されるRCTが質の低いものばかりであったら，どんなに丁寧にレビューしてもよいエビデンスが出てくることはありません。そして栄養や食品の分野では，質の高いRCTというものが存在しない場合がほとんどなのです。これは特定の食品を食べる群と食べない群を本人に知られないで無作為化することが困難な場合が多いことと，食品は医薬品ではないので仮に何らかの影響があったとしてもそれはマイルドで影響が現れるまでに長期間を要することが多いのに，何十年も同じものを食べ続けるような研究が不可能だからです。そのため食品や食品成分の健康影響を調べた研究は目的とする影響ではない別の指標を使った短期間のものだったり，長期であっても観察研究だったりする場合がほとんどです。そういうものをシ

ステマティックレビューの形式に無理矢理当てはめても，あまり信頼できる根拠にはなりません。

　また食品に関しては，国や地域，時代により人々の基本的な食生活が相当違うので，例えば，アメリカ人で行われた研究が日本人にそのまま当てはまるとは限りません。欧米人の研究で肉を食べる量が最も少ない群が最も健康的だったので肉を食べる量を減らそう，といった結論を出している論文をよく見たら，肉を食べる量が最も少ないとされた人たちでも典型的な日本人より多く食べている，というようなことがよくあります。

　さらに，近年問題になっているのが「論文製造工場」などによるシステマティックレビューの粗製濫造です。システマティックレビューは手続きが定式化されているために，形だけのシステマティックレビューがたくさん出版されているのです。

　では，どのような文献を読むのがいいのでしょうか？

　PubMed のような学術論文データベースには掲載されていない場合が多い最も信頼できる文献として，国際機関や国の委託により作成される「評価書」というものがあります。食事と健康に関しては，それは各国の食事ガイドライン，有名なのはアメリカの「米国人のための食事ガイドライン」，日本の場合は「日本人の食事摂取基準」です。

　「米国人のための食事ガイドライン」は，食事と健康に関する最新の知見を網羅した最もよく考えられたものだと思います。いわゆる健康食品，ダイエタリーサプリメントについても言及されていてコーヒーについての考察などもあります。ここには健康的な食とは何かについての現時点での最高の答えが書いてあります。それなのに多くのアメリカ人はそれを実践しないで（できなくて），その代わりに簡単に健康が手に入ると宣伝するダイエタリーサプリメントに頼っているわけです。アメリカではサプリメントの売り上げは年々増加していますがその分アメリカ人が健康になっているわけではありません。世界最高水準の学問レベルであっても実践できるかどうかは別のようです。

　日本においては「日本人の食事摂取基準」が資料も含めて公開されていますのでこれをぜひ読んでみてください。必ずしも簡単に読みこなせるものではないかもしれませんが，苦労してでも読む価値は

あります。アメリカの研究をそのまま日本人に当てはめることはできない，と先に述べましたがそのようなことも考慮されています。

　「評価書」は，アカデミックの世界では研究者の業績と考えられていないせいか知名度が低く，過小評価されているように感じます。もっと積極的に利用されるとよいと思います。

〔参考〕
1) ODPDH "2015-2020 Dietary Guidelines for Americans" (https://health.gov/our-work/food-nutrition/2015-2020-dietary-guidelines)
2) 厚生労働省「日本人の食事摂取基準」(https://www.mhlw.go.jp/stf/seisaku nitsuite/bunya/kenkou_iryou/kenkou/eiyou/syokuji_kijyun.html)

COLUMN

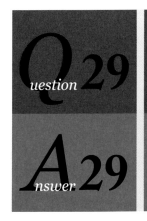

サプリメントはビールと一緒にのんでも大丈夫なの？

サプリメントは，食品なのでどのような摂り方をしても大丈夫ですが，パッケージに書かれている摂取方法を守ってください。

サプリメントは食品？　医薬品？

サプリメントは医薬品ではありません。ですから医薬品と違い，必ず水で摂取しなければならないということはありませんが，パッケージに記載された摂取方法でのまれることをお勧めします。

サプリメントと食品の相互作用はわかっていない

サプリメントには，医薬品のように厳格な用法用量は決まっていません。医薬品のように水または白湯で摂取しなければいけないというものでもありません。

医薬品においては，ジュースやアルコールと一緒に服用することにより，相互作用が生じることがわかっているものもあります。そうでない場合でも，水以外のものとのんで相互作用が起こらないように，水で服用するように指導しています。

一方，サプリメントの場合，食品との相互作用が研究されているものがほとんどなく，ジュースと一緒に摂ることにより，健康被害が起こりやすくなるかどうかの研究はされていません。

実際，サプリメント（粉末・顆粒状）の中には，ジュースやコーヒーなどの飲料に溶かしてのむことを勧めているものもあります。

　ちなみに医薬品の中には，例えば，子どもから大人まで広く使用されるアジスロマイシンという抗菌薬は，苦く，特に小さいお子さんがのみにくいということで，ジュースに混ぜてのませるお母さんがいますが，ジュースに混ぜたり，ジュースと一緒にのんだりすることでより一層苦くなってしまうので，アイスクリームやココア，プリンなどと一緒に摂るよう勧められるものもあります。乳製品と一緒に摂ると吸収が悪くなる医薬品もあり，すべてに応用できるものではありませんので注意が必要です（医薬品の服用法については医師・薬剤師の指示に従ってください）。

サプリメントも基本は水や白湯で摂取する

　サプリメントも基本は食品なので，他の食品と一緒にとってもよいというスタンスです。

　ただし，一般にアルコール類はさまざまな成分の吸収を高めることが知られており，サプリメントは一部の成分を多く摂りやすい形態にもなっていることから，アルコール類との同時摂取により吸収率が上がり，健康被害が出やすくなることも否定できないので，ビールやお酒と一緒に摂取することはやめてください。

　サプリメントのパッケージの記載にある摂取方法で摂るようにしましょう。特段記載のない場合は，水や白湯で摂取することが無難です。水で摂取することで，水がサプリメントに悪さをするような事例はありません。

　医薬品も同様ですが，錠剤やカプセル形状のサプリメントは，たっぷりの量（コップ1杯）の水と一緒に摂取してください。

　サプリメントも，消化管で崩壊し溶けて血液の中に吸収されて作用を発揮します。水をたっぷり摂らないと，カプセルも錠剤も崩壊しにくくなりますので，これも効率よく利用したいと考えるなら一つのポイントになります。

錠剤タイプを自己判断で割るのは NG
カプセルタイプのものはカプセルに入ったままで

　「錠剤を割ってのんでもいいの？」「カプセルのものは中身だけのんでもいいの？」というご質問を受けることがあります。

　医薬品の場合，徐放化されたカプセルや腸溶化カプセルもあるので，カプセルを開けて中身だけをのむと，効果が減弱したり，逆に副作用が出やすくなってしまったりすることがあります。錠剤でも同様の加工がされているものがあり，二つに割って使うことができないものもあります。基本は，医薬品の場合，指示された用法用量を守ることが必要であり，1 錠と定められていれば，自己判断で割って半錠のむことはするべきではありません。

　サプリメントの場合は，カプセルを開けて中身だけ摂取しても，錠剤を粉々にして摂取しても，医薬品のような問題は起こりませんが，摂取しにくくなる場合があります。

　カプセル剤型を選ぶ理由の一つとして，臭いがきつくて摂取しにくいものや，苦いものや酸味が強く食べにくいものをカプセルに閉じ込めることにより，臭いや味をマスキングして摂取しやすくしているものもあります。

　錠剤もかみ砕くことにより，苦味が出るものもありますので，カプセルや錠剤タイプのサプリメントは，そのまま丸ごとたっぷりの水でのみ込むことをお勧めします。

　カプセルが大きくて摂取しにくいとか，粉末や顆粒タイプのものはのみ込むのが苦手という方は，医薬品用に市販されている服薬ゼリーなどを使用して摂取するのも一つの方法です。服薬ゼリーに包むことにより容易にのみ込めるようになります。健康維持のために長期間使用するようなものは，摂取しやすくすることも大事なポイントの一つかもしれません。

まとめ

●サプリメントの摂取方法は，パッケージの記載にあるとおりに。

●サプリメントも基本はたっぷりの水で摂取する。

●カプセルの中身だけ摂取してもよいが，おいしくないかも！？

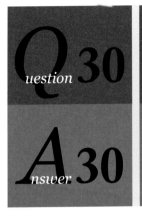

Q uestion 30

A nswer 30

のむだけで痩せる サプリメントはあるの

それだけで痩せるサプリメントがあれば，そのサプリメントは身体にとっては毒です。ダイエット用サプリメントは，摂取カロリーと消費カロリーのバランスコントロールの手助けをしてくれるものです。

太るも痩せるも，摂取カロリーと消費カロリーのバランス

　体重を増やしたいなら，消費カロリー以上に摂取カロリーを大きくすれば，間違いなく結果が出ます。逆に痩せたいなら（体重を落としたいなら），消費カロリーを摂取カロリーより減らすことです。これがすべてです。サプリメントができる役割は，あくまでカロリーコントロールの少しの手助けです。

減量のためのサプリメントの活用

　減量を目的に，サプリメントをうまく利用するには，そのサプリメントが，自分の減量に対してどのような役割を果たしてくれるかを理解しておくことが大事です。
　例えば，3食のうち1食をダイエット用の飲料（満腹感を得られる低カロリー食品）に置き換えることにより，摂取カロリーを減らすという方法があります。このときに，せっかくダイエット用飲料で減らした摂取カロリーを他の2回の食事で，1食カロリーを減らしたからといって，普段より多くの量を摂ってしまっては意味がありません。

表13 摂取カロリーと消費カロリー

摂取カロリー

ごはん（普通）140 g	1杯	235 kcal
ごはん（大盛）240 g	1杯	403 kcal
かつ丼	1杯	約900 kcal
醤油ラーメン	1杯	約450 kcal

消費カロリー（体重50 kgの場合）

ジョギング	20分	95 kcal
水泳（クロール）	10分	70 kcal
掃除機をかける	15分	33 kcal
犬の散歩	30分	92 kcal

　脂肪燃焼効果を高めるとか，体脂肪を減らすのに役立つというサプリメントを利用するときも，消費カロリーを上げるために，運動を負荷することが大事です。運動による消費カロリーは基礎代謝量（35歳女性，身長160 cm，体重55 kgの場合：1,300 kcal）に比べると小さいものですが（表13），日々の積み重ねが着実なカロリーバランスのコントロールにつながります。また，運動による筋肉量が増えることにより，基礎代謝もアップします。

　食事制限で体重を落とす方もおられますが，極端な食事制限は，身体にとって大きな負担をかけることになり，勧められるものではありません。食事制限をしながらダイエットを行うときも食事のバランスに気をつけることが必要です。偏った食事により，ビタミンやミネラルが不足すると体調不良の原因にもなります。ビタミン，ミネラルは炭水化物，たんぱく質，脂質の代謝に欠かせないものであり，不足によりエネルギー代謝も効率が悪くなります。食事制限によりビタミン，ミネラルが不足していると感じるときは，サプリメントを利用して補うというのも，体調を維持しながら減量する際のポイントです。

サプリメントによる減量成功は，サプリメントの効果ではない

　サプリメントの摂取によることが原因の下痢を利用して減量をしている人もいるとも耳にしますが，それはサプリメントの効果ではなく，サプリメントによる健康被害です。サプリメントの機能性として「便秘気味の方の便通を改善する」を謳うものはありますが，「下痢を誘発する」というような機能性を謳うものはありません。下痢症状は，サプリメントの摂取による健康被害ととらえるのが妥当です。そのサプリメントが自分にあっていないか，量が多すぎるかのどちらかです。サプリメントを摂取して何か身体に悪い反応があったら，まず中止して様子を見ることです。

　最近，「酵素ドリンク」によるダイエットもよく耳にしますが，「酵素ドリンク」ダイエットの多くのものは，ファスティング（絶食）を行い，その栄養不足を補うため「酵素ドリンク」をのんでいるのであって，減量効果はありません。あくまでファスティングによる摂取カロリー制限により痩せたにすぎません。酵素ドリンクをファスティングの際に摂取することにより，多少のエネルギー源とビタミン，ミネラルなどを補うことになり，身体への過度な負担を少しだけ軽減するのに役立っているかもしれませんが，決して，「酵素ドリンク」のおかげで痩せているわけではありません。

過去の注目されたダイエット法で残っているものはない

　毎年のように，新しいダイエット法が紹介され評判になり，その都度スーパーの棚からその関連商品がなくなるということが繰り返されていますが，それらのダイエット法で5年後も好評を持続しているものはありません。ほとんどは翌年には紹介もされなくなってしまいます。「これだけで痩せる」といわれたダイエット法やサプリメントで，長続きしたものはありません。もし，それだけで痩せるサプリメントがあったとしたら，それはきっと身体にとって毒であると理解したほうがよい

と思います。

　食べる量を少し減らし，運動を継続し筋肉量を増やし，健康に痩せることがダイエットの基本です。また標準体重以下の人がダイエットを行うことは，不健康な方向へ向かうことになり，そのような目的でサプリメントを使うことは間違いです。

<table>
<tr><th colspan="1">まとめ</th></tr>
<tr><td>●過去に評判になったダイエット法で長続きしたものはない。
●減量は，摂取カロリーと消費カロリーのバランスにより得られるもの。
●それだけで痩せるサプリメントがあるとすれば，それは身体にとって毒！！</td></tr>
</table>

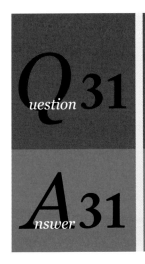

Question **31** 健康食品では
健康被害よりも
経済被害の報告が
多いってホント？

Answer **31** 本当です。
消費生活相談データベース（PIO-NET，
パイオネット）によれば，健康食品による事
故情報の約8割が購入時の契約トラブルな
どの経済被害です。

宣伝・広告の法律違反　行き過ぎた表現も

「健康食品でがんが治る！」「SNSで話題のバストアップサプリ！」
「運動・食事制限不要！　これ1粒で究極のダイエット」……など，健
康食品の宣伝・広告において法律違反があとを絶ちません。

最近では，「肥満効果」を目的に，「女性らしい美ボディーに！　健康
的にふっくらしたい」などとウェブサイトに掲載していたとして景品表
示法（「不当景品類及び不当表示防止法」）違反で措置命令が出された変
わった事例[*1]もありました。さらには，機能性表示食品として届け出
をしていた食品でも，広告宣伝の表現に行き過ぎがあり，景品表示法に
基づく措置命令が出された事例[*2]もありました。

製品パッケージへの表示や宣伝・広告の表現は，さまざまな法律で規
制されていることを，健康食品を製造販売する企業は今一度肝に銘じて
ほしいと切に願います。

購入トラブル　健康被害も

そのほか，健康食品を購入したり使ったりするときに，契約トラブルや健康被害があることも忘れてはなりません。

国民生活センターが運営している「消費生活相談データベース（PIO-NET）」（http://www.kokusen.go.jp/pionet/）や消費者庁と国民生活センターが連携して作成している「事故情報データバンクシステム」（http://www.jikojoho.go.jp/ai_national/）をご存じでしょうか。

この「PIO-NET」と「事故情報データバンクシステム」で「健康食品」の事故情報を調べてみると，本稿を執筆している時点（2020年10月13日現在）で，それぞれ20万5,240件（2015〜2020年），1万5,889件の情報がヒットします。

そして，実は，健康食品による事故情報は，健康被害といった直接的な被害よりも，購入時の契約トラブルなど経済的な被害が多くなっています。ちなみに「PIO-NET」のデータでは約8割が経済被害でした。

健康食品を取り巻く課題や社会背景

では，消費者が健康の維持・増進のために，正確な情報のもと，自らの意思で購入するかどうかを判断するインフォームド・チョイスを進めていくためには，どのような課題や問題点があるのでしょうか。また，その裏にある社会背景についても考えてみます。

行政，一元的な取りまとめが困難

健康食品を含め食品を管轄する行政機関は，農林水産省，厚生労働省，消費者庁をはじめ，都道府県や市町村の担当部局など多くの組織に分散してしまっています。そのため，健康食品の機能性表示を一元的に取りまとめるのが困難な現状があります。

ですが，先ほど紹介したデータベース「事故情報データバンクシステム」のように，消費者庁と国民生活センターの連携など，取りまとめの動きは徐々に始まっています。

学術界のセクション化

　健康や病気といった「ヒト」を対象とした研究・教育は医学部，食品や調理といった「モノ」を対象とした研究・教育は農学部や栄養学部……。という具合に，学術界がセクション化しています。

　また，健康食品を含めて食品の機能性を評価するためには，栄養の身体への影響を疫学の手法で研究する「栄養疫学」の知識が不可欠です。それにもかかわらず，栄養疫学を専門としている研究者の数は諸外国に比べて少ない現状があります。

産業界，問題意識に温度差

　健康食品の製造・販売に関わる企業は数多く存在しますが，企業によって「機能性表示」に対するビジョンや問題意識に温度差があります。業界全体でのコンセンサスを得るのが難しいのです。また，一部とはいえ，いわゆる悪徳業者が存在する事実も無視できません。

メディア・広告，誤解をまねく表現

　健康は万人に関心があるため，テレビといったマスメディアでは健康・医療番組が目白押しです。かつて，放送内容に虚偽・捏造があり番組が打ち切りになった事例もありました。最近でも，誤解をまねくような表現や行き過ぎた表現などによって，番組内で訂正や謝罪を余儀なくされたこともありました。

　また，新聞や雑誌などの広告欄を見てみると，「○○で病気が治った！」などといった誇大な表現が散見されます。表現の自由があるとはいえ，一定の規制を設ける必要があるかもしれません。

消費者の情報リテラシー不十分

　「健康食品の機能性が臨床試験で証明された」といっても，100％効果があるわけではありません。また，健康食品の必要性は，個人個人の通常の食事や健康状態などによって異なってきます。ですから，「効く」という情報も，消費者は無批判に受け取るのではなく，批判的に吟味する取捨選択（情報リテラシー）が求められますが，その教育は十分に行われているとはいえません。

　いろいろと問題点ばかりを指摘してきましたが，解決策はないので

しょうか？

＊1　参考：消費者庁「株式会社 Life Leaf に対する景品表示法に基づく措置命令について（平成 30 年 7 月 25 日）」(http://www.caa.go.jp/policies/policy/representation/fair_labeling/pdf/fair_labeling_180725_0001.pdf)

＊2　参考：消費者庁「葛の花由来イソフラボンを機能性関与成分とする機能性表示食品の販売事業者 16 社に対する景品表示法に基づく措置命令について（平成 29 年 11 月 7 日）」(https://www.caa.go.jp/policies/policy/representation/fair_labeling/pdf/fair_labeling_171107_0001.pdf)

まとめ

- 食品の機能性を表示できるのは保健機能食品（特定保健用食品，栄養機能食品，機能性表示食品）のみ。
- 製品パッケージへの表示や広告宣伝の表現に関する法律違反があとを絶たない。
- 健康食品については，健康被害のほかに購入時の契約トラブルにも注意が必要。

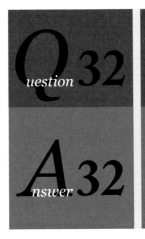

健康食品の「体験談」。信じていいの

Question 32

Answer 32

特定の個人に効いた健康食品が，他の人にも効くかどうかはわかりません。

健康食品の宣伝・広告には，「効き目」をイメージさせるような表現が多く使われていますが，そのイメージ戦略には，いろいろな問題点が隠れています。

誰かの「経験談・体験談」は「思い出しバイアス」の可能性が？

まずは，図16のようなシーンを思い浮かべてください。

ひざが痛いという女性に，もう1人の女性が「このグルコサミンがお薦めよ」と言います。

さて，この情報は信頼できますか？　行為や行動そのものの是非ではなく，図内の色文字になっている部分の「情報としての信頼性」が「高い」か「低い」か，考えてみてください。

人は過去の記憶を正確に覚えているでしょうか。ともすると，人は都合のよいことばかりを覚えていて，ときに記憶をすり替えてしまいます。これを専門用語で「思い出しバイアス（偏り）」といいます。

「のんだ，治った，だから効いた」という三つの「た」が続く「3た」論法にも注意が必要です。その健康食品を利用したら，たまたま同じタイミングで症状が改善したのだとしたら？　人は，偶然起こった現象を，原因と結果という因果関係に結びつけてとらえてしまう傾向があります。

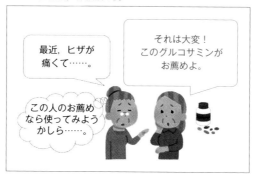
図16　経験談，体験談の例

「効く」というにはエビデンスが必要

　健康食品に限らず医薬品でも，ある症状や病態に「効く」というためには，裏付けとなる根拠が必要です。これを専門用語で科学的根拠（エビデンス）と呼びます。

　科学的根拠では，「科学」という言葉が示す意義の一つ「再現性」が重要になります。再現性とは，それが常に誰にでも再現できることです。逆に，科学的な視点から見ると，再現できないことは根拠として弱くなります。

　では，健康食品の宣伝・広告でよく見かける表現やデータで，この「再現性」が保証されているでしょうか。これは言い換えると，その表現やデータが，「情報として正確か」「信頼性が担保されているか」を見極めることにもつながります。

　そこで，冒頭でご紹介した利用者の声といった「経験談・体験談」，白衣を着た医師あるいは研究者が製品の素晴らしさを主張する「権威者の意見」，細胞実験や動物実験などの「実験室の研究結果」について，自分にも同じような結果が起こるかどうかといった「再現性」や，他の人にも当てはめることができるのかといった「普遍性」を，科学的視点から判定してみたいと思います。

医師が言っていることはすべて真実か？

次に「権威者の意見」です。白衣を着た人が「ヒザの痛みはグルコサミンで解消！」とCMなどで語っていたとしましょう。

権威者も人間ですから，経験談・体験談と同様に「思い出しバイアス」の可能性があります。

さらに気をつけたいのは，「利益相反」の問題です。

もしかすると，このサプリメントの権威は，会社から多額のCM出演料をこっそり受け取っているかもしれません。そうなると，都合のよい情報だけを表に出し，都合の悪い情報を隠すといった情報の偏りが生じている可能性が否定しきれません。

動物に効いたら，人にも効く？

最後は，「実験室の研究結果」です。「マウスの実験で，関節炎が改善」。なんとなく自分も使ってみようかな，という気がしませんか？

医学研究の細胞・動物実験は，必要不可欠で重要なことは間違いありませんが，そこで効果があったからといって，人で効果があるとは限りません。

少し古いデータですが，経済産業省技術戦略マップ2009「バイオテクノロジー：創薬・診断分野」[*1]という資料によると，薬の候補となる物質が見つかって，本当に薬になる確率は，約2万分の1とされています。

ここまでの内容を整理すると，「経験談・体験談」「権威者の意見」「実験室の研究結果」は，科学的視点から評価すると，バイアスや偶然が入り込む余地が残っており，再現性や普遍性は低くなります。つまり，情報としての信頼性も低く見積もる必要が出てきます。

図 17　科学的根拠（エビデンス）の種類

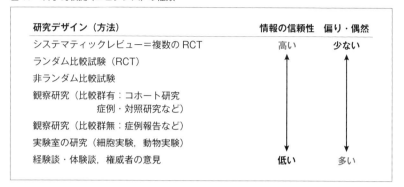

研究デザイン（方法）	情報の信頼性	偏り・偶然
システマティックレビュー＝複数の RCT	高い	少ない
ランダム比較試験（RCT）		
非ランダム比較試験		
観察研究（比較群有：コホート研究　症例・対照研究など）		
観察研究（比較群無：症例報告など）		
実験室の研究（細胞実験，動物実験）		
経験談・体験談，権威者の意見	低い	多い

情報には信頼性の高いものと低いものがある

　では，信頼性の高い情報とは，どのようなものでしょうか。

　医学・医療の領域では，情報の信頼性を判断する基準として，どのような方法で検証された情報なのかを確認しています。情報の信頼性が高いものから順番に並べたものが図 17 です。

＊1　参考：経済産業省「技術戦略マップ 2009—バイオテクノロジー：創薬・診断分野」

まとめ

● 健康食品の機能性（有効性・効き目）の裏付けを科学的根拠（エビデンス）という。

● エビデンスで重要なのは再現性・普遍性が担保されていること。

●「経験談・体験談」「権威者の意見」「実験室の研究」は信頼性が低い情報。

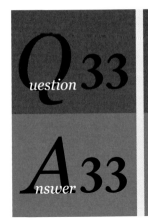

「私は，このサプリメントだけです」は信用できるの❓

体験談は，あくまでその人の体験であり，自分に当てはまるとは限らないでしょう。情報のうち確かなものだけを理解して，サプリメントの利用を考えることが大事です。

有名人の言葉より科学的根拠が重要です。

▌広告宣伝は，多く買ってもらうための道具

サプリメントに限らず，宣伝・広告は，企業側が消費者にその商品を購入してもらうために行うものです。もちろん企業としては，より良いものを消費者に情報提供したいという思いもあるでしょうが，その根本にあるのは多く売りたいというのが本音です。

広告宣伝には多く売るためのさまざまな工夫がされています。

▌「私も利用しています」と
▌スタイルのよい女優さんが言っていても……

よくテレビCMやテレビショッピングなどで，きれいでスタイルのよい女優さん・モデルさんが出てきて，「私もこれを愛用しています」というようなことを言っていますよね。

たしかに，その女優さんはそのサプリメントを使用しているのかもしれません。ただし，そのサプリメントを使用したから，あのようにきれいになったわけでもスタイルがよくなったわけでもありません。ただスタイルのよいきれいな女優さんがそのサプリメントを使用しているというだけにすぎません。皆さんがそのサプリメントを使用しても，テレビ

に出てくる女優さんにはなれません。宣伝・広告の内容を自分の頭の中で過大にイメージを膨らませてはいけません。伝えられている事実だけを冷静に判断してください。

グラフのトリック

　サプリメントの宣伝・広告では，臨床試験結果で効果が確かめられているとしてグラフなどを載せているものがあります。そのグラフは臨床試験結果に基づいてつくられたもので，そこには嘘がありません。ただし，そこにはある事実が隠されているのです。皆さんはその事実を読み取る力を身につけ，賢い消費者になる必要があります。

　図18のグラフは，実際にインターネット広告に使われていたものです（一部改変しています）。このグラフとともに，あたかもこの商品を摂取したことによりウエストが細くなったことをイメージさせるようなダホダホのジーンズをはいた女性の写真も掲載されていました。

　どうしても，折れ線グラフを見るときは，その急激な傾きに目がいってしまいがちですが，その変化の数値は何の変化で，どれくらいの期間使用した結果なのかを見極める必要があります。

図18　グラフ例（腹部脂肪面積の変化量）

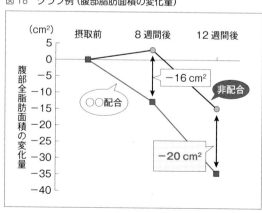

このグラフだと 12 週間毎日摂取したとき，成分〇〇を含まないものに比べて〇〇を配合したサプリメントの摂取群で比較すると，腹部全脂肪面積の変化量の差が 20 cm^2 あったということになります。決してウエストが 20 cm 減ったわけではありません。さらに，このグラフの下には，小さな字で「この試験が BMI 25〜30 の人を対象者として，試験期間中 1 日の摂取カロリーを 1,900〜2,000 kcal として，毎日約 7,800〜9,000 歩の運動をした」との条件が書かれていました。つまり，少し太っている方がカロリー制限と運動に加えてこのサプリメントを摂るとプラセボに比べて，腹部全脂肪面積の変化量の差が 20 cm^2（体重だと 1〜2 kg 程度）だったという結果を示していたのです。

　グラフを見るときは数値だけでなく，グラフの下に書かれている試験の条件等もしっかり読むことが必要です。

「××医学博士も大絶賛」は本当？

　ほかにもサプリメント広告で多く見かけるものとして，「〇〇先生も大絶賛」「××研究会推薦」などという宣伝文句があります。

　〇〇先生が大絶賛していることは事実なのかもしれませんが，その先生とは，いったいどのような人物なのでしょうか？

　また，××研究会の推薦とありますが，その研究会はどのような組織なのでしょうか？

　その宣伝に登場する医学博士，医師が必ずしもその分野の専門家であるとは限りません。その 1 人の先生だけが「その商品は素晴らしい」と言っていたとしても，日本国中の医師や医学博士も同じように考えているとは限りません。

　さらに，登場する医師や医学博士は，広告主から出演料を受け取っているということも忘れてはいけません。××研究会推薦もしかりです。

　私たちはこれらを理解したうえで広告宣伝を見る必要があります。

まとめ
●宣伝・広告は売るための道具。
●宣伝・広告は事実だけをしっかりと見極める。
●タレントや女優，有名人の意見よりも，科学的根拠で選ぶ。

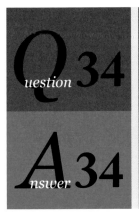

インターネット通販と薬局。サプリメントを買うならどっち

インターネット購入のメリット，相談できる薬局で購入するメリットを考え，自分に合った購入方法を選んでください。

価格だけで選ぶのか，相談できる相手だから選ぶのか

　実際，サプリメントは店舗販売より無店舗販売での売り上げのほうが多いと思います。簡単にかつ価格を比較して購入できるインターネット通販が人気を集めているようです。店舗販売でも薬局やドラッグストアで購入すれば，薬剤師や登録販売者にいろいろと相談をすることができます。

インターネット通販の落とし穴

　ここ数年，サプリメントのインターネット通販で，「お試し品無料」「1回目は500円」という広告で，それらの特典を得るには条件として複数月数の定期購入が必要という"縛り"がついているものがあります。定期購入が条件だったことを知らず，2回目以降の商品が自動的に送られてきて，その解約手続きや，解約に伴う代金請求などでのトラブルが多発しています。

　たしかに，インターネット通販事業者が，定期購入の条件をわかりやすく示していなかったのは問題ですが，消費者のほうも，安さという魅

力にひかれ，契約条件をよく読まずに，申し込みボタンをクリックしてしまったということも反省すべき点です。

　インターネット通販であれば，店舗に行く手間が省け，クリックさえすれば，翌日か翌々日にはその商品が格安で手元に届くという利便さがあります。価格というのは，サプリメント選びの重要なファクターの一つではあると思いますが，もっと大事なことは，そのサプリメントが本当に自分にとって必要か，自分に合っているのかなどを考えて選ぶことではないでしょうか。それを手助けしてくれるのが薬局・ドラッグストアの薬剤師や登録販売者です。

サプリメントについて相談できる専門家を見つける

　サプリメントは食品なので，コンビニエンスストアでも，八百屋さんでも販売は可能です。それらのお店にサプリメントの専門家がいなければ，通販で購入しても同じことになりますが，薬局・ドラッグストアには，薬剤師や登録販売者が常駐しています。また，薬局・ドラッグストアの中には健康食品の正しい情報を提供できる資格者である「保健機能食品等に係るアドバイザリースタッフ」[*1] がいる店舗もあります。

　薬局の薬剤師であれば，患者さんが使用している医薬品についても情報を持っています。使用している医薬品とサプリメントの相互作用も考慮したうえで，相談にのることができます。医薬品の副作用が出やすい状況をつくらないこと，医薬品の効果を減弱させないように患者さんに指導することも薬剤師の業務です。

　薬剤師に，医薬品のことだけでなく，サプリメントの相談をしていただいても大丈夫ですし，薬剤師はその場ですぐに答えを出せない場合でも，少し時間をもらうかもしれませんが，ちゃんとそのサプリメントについて調べてから回答を出してくれます。

　かかりつけ薬剤師でなくても，普段利用している薬局の薬剤師さんであれば対応してくれるはずです。

　また，管理栄養士がいる薬局・ドラッグストアであれば，サプリメン

トの相談だけでなく，毎日の食事まで踏み込んだ栄養相談にも応じてくれるところもあります。サプリメントだけでは健康にはなれません。その基本にあるのは毎日の生活習慣であり，特に食事です。食生活をしっかり見ていただいて，そのうえでサプリメントを利用していくというのは非常に理にかなったことです。

　薬局やドラッグストアで購入したならば，次に購入するときに，そのサプリメントを摂取してどうだったかを伝えて，そのサプリメントを継続すべきか，あるいは違うサプリメントに変更すべきかの相談にのってもらうことも可能です。おそらく，インターネット通販会社のお客様相談窓口に電話して，「1カ月続けてみたのですが，効果が実感できないのですが……」と伝えたとしても，もうしばらく続けてみてはいかがですかと勧められるケースが多いと思います（中には，摂取量が少ないのでももう少し増やして続けてみてはいかがですか，と言われる場合もあるかもしれません）。

　ぜひ，薬局・ドラッグストアの薬剤師・登録販売者にサプリメントの相談をしてみてください。

＊1　保健機能食品等に係るアドバイザリースタッフとは，健康食品に関し消費者に適切に情報を提供し，消費者が気軽に相談できる者のことで，厚生労働省が提示している要件を満たした資格者として，「NR・サプリメントアドバイザー」「健康食品管理士」「食品保健指導士」などがあります。
　　「管理栄養士，薬剤師，保健婦（士）等，食品衛生や健康の維持増進・疾病の予防・治療に関わりのある業務に従事する人が，専門家としての立場から，更に（健康食品に関する）必要な知識を習得」した者とされています。
　　参考：厚生労働省医薬局食品保健部長「保健機能食品等に係るアドバイザリースタッフの養成に関する基本的考え方について（食発第0221002号，平成14年2月21日）」

まとめ

●サプリメントについて相談できる専門家を身近に。

●インターネット通販では，契約条件をしっかり確認する。

●高すぎるものは，詐欺まがいの商品かも！？

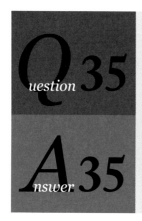

Question 35

健康食品への不安,
誰に相談したらいいの
（その 1）

Answer 35

病気の治療をしている方，医薬品を服用して
いる方は，医師・薬剤師に相談してください。
健康食品の情報提供の専門家である「アドバ
イザリースタッフ」にもぜひご相談ください。

わからないことがあれば，自己判断せず専門家に相談

　健康食品・サプリメントは食品であるため，自分で自由に選択して摂
取してよいのですが，医薬品との併用や，他の健康食品との併用を考え
ているのであれば，専門家に相談することをお勧めします。

健康食品・サプリメントの相談は誰に？

　健康食品やサプリメントの相談を誰にしてよいのかわからないという
方が多くおられますが，食品衛生を所管している厚生労働省も，保健機
能食品や食品表示を所管している消費者庁も，健康食品の相談は，どこ
にしたらよいのかまでは紹介していません。健康食品・サプリメントは
食品のため，自由に選択して食してよいというスタンスから，特にこの
方に相談してから使用しなさいというような指導はしていないのです。
　しかし，サプリメントによる健康被害も 0（ゼロ）ではありません。
サプリメントの原材料には医薬品との相互作用の可能性が否定できない
ものも多くあります。また，サプリメントの複数利用により健康被害が
起こりやすくなるかもしれません。サプリメントの効果的な摂取の仕方

も，パッケージには書かれていません。

その一方で，広告宣伝を見ると，あたかもそのサプリメントを摂取することで，自分の夢や希望がかなえられるかのようなニュアンスのものもたくさんあります。

本当に誰に健康食品の相談をしたらよいのでしょうか。

基本的には，

①**病気の治療をしている方，医薬品の服用をしている方は，医師・薬剤師に相談する**

皆さんの使用している医薬品についても，しっかり把握しているので，医薬品との相互作用についても，確認が取れます。特に「かかりつけ薬剤師」であればサプリメントの相談にもしっかりと答える義務がありますので，ぜひ相談してください。

②**薬局・ドラッグストアで購入するなら，薬剤師・登録販売者に相談する**

自分の使用している医薬品や，どのような機能性を持ったサプリメントを摂取したいのかを説明することで，最適なサプリメントを紹介してもらうことも可能になります。薬剤師や登録販売者に積極的に相談をしてみてください。

③**通販でサプリメントを購入する場合は，お客様相談センター（相談窓口）に，電話やメールで相談する**

親身になって相談にのってくれない会社や，「○○（病名）なのですが，このサプリメントをのめば治りますか？」と質問して，「大丈夫です。しっかりとこれだけ毎日のめば治ります」とか「治すためには１日１粒ではなく，３粒のむようにしたらより早く治ります」などと回答しているところの商品は選ぶべきではありません。

健康食品の目的をしっかりと回答でき，病気の治療を目的にしていないことをしっかり伝えられるところは，信頼のおけるメーカーの一つです。そのようなメーカーであれば，自分の悩みを説明し，自分に合うサプリメントを紹介してもらえる可能性が高いといえるでしょう。

④「保健機能食品等の情報提供が出来るアドバイザリースタッフ」(以下，アドバイザリースタッフ) の意見を聞く

という方法もあります。

アドバイザリースタッフとは

アドバイザリースタッフは，厚生労働省の通達要件に従い，民間団体により養成され資格取得した，健康食品・サプリメントの情報提供を的確にできる資格者です。

資格者の多くは，医師・薬剤師・管理栄養士などの国家資格を持ちかつ健康食品の専門的知識を取得しています。健康食品・サプリメントのスペシャリストといってもよい存在です。

厚生労働省の通達の資格要件を満たした資格として，次の3つの資格が挙げられています。

・一般社団法人日本臨床栄養協会認定「NR・サプリメントアドバイザー」
・一般社団法人日本食品安全協会認定「健康食品管理士」
・公益財団法人日本健康・栄養食品協会認定「食品保健指導士」

これら3資格の取得者を健康食品・サプリメントの相談に積極的に活用してください。

アドバイザリースタッフが，身近にいないという方は，アドバイザリースタッフ研究会 *1 が紹介する全国の健康食品の相談にのってくれるスタッフに相談してみるのもよいと思います。

健康食品・サプリメントの情報を得るには

サプリメントや健康食品について，テレビ番組，週刊誌，インターネット，SNSなどでさまざまな情報が流されていますが，基本として，各省庁などの政府機関から出されている情報から，正しい情報を得ることが大切です。

健康食品であれば，消費者庁，厚生労働省，食品安全委員会，および
それらの外郭団体・研究法人などが情報を提供しています。

　機能性表示食品個々の製品情報であれば，消費者庁の「機能性表示食
品の届出情報検索」データベース (https://www.fld.caa.go.jp/caaks/
cssc01/)，その他の一般的な健康食品の情報であれば，国立研究開発
法人医薬基盤・健康・栄養研究所の「『健康食品』の安全性・有効性情
報」サイト (https://hfnet.nibiohn.go.jp/) を参考にされるのがよいか
と思います。

　わからないことは，自己判断せず，専門家の意見を聞くことが最も正
しい選択です。絶対にしてはいけないことは，自分の身体で人体実験を
することです。

＊1　アドバイザリースタッフ研究会「'全国のアドバイザリースタッフ' の情報一覧」
　(https://advisory-staff.org/category/member/)

まとめ

●健康食品・サプリメントの利用で不明なことは専門家に相談する。

●アドバイザリースタッフや薬剤師，登録販売者はサプリメントの相談も受けて
　くれる。

●公的機関の情報サイト利用も有効。

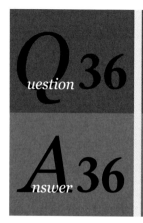

健康食品への不安，誰に相談したらいいの（その2）

Question **36**

Answer **36**

Q35 では専門家（アドバイザリースタッフなど）に相談することの重要性について述べてきましたが，病院を受診している患者さんであれば薬剤師に相談するのがよいでしょう。

医師は健康食品に関する知識が乏しい？

　医学知識を豊富に持っているはずの医師。実は，健康食品のことについては，医学教育で学ぶ機会がなく，ほとんど知識がありません。そのため，「健康食品は効くはずがない！」と思い込んでいる医師が多いのも現実です。ですから，筆者が研修会などで「健康食品は効きます！」と説明すると驚いた表情をされることがあります。

　ここで，「健康食品は効きます！」についておさらいしましょう。

　特定保健用食品（トクホ）と機能性表示食品は，医薬品と同じランダム比較試験という方法で，効き目が証明されている必要があります。

　ですが，注意点が二つあります。

　一つ目は，臨床試験の対象者は，健康な人，または境界域にいる人で，病気の人ではありません。つまり，特定保健用食品（トクホ）や機能性表示食品を利用する目的は「健康の維持・増進」で，病気の予防・治療ではない点は大前提として知っておきましょう。

　また，保健機能食品以外の「いわゆる健康食品」も病気の人を対象としていません。もし，病気の予防・治療を謳っている製品があったら，それは薬機法（「医薬品，医療機器等の品質，有効性及び安全性の確保

等に関する法律」）違反など，ルール違反の製品だということも覚えておいてください。

　二つ目は，ランダム比較試験で効き目が証明されているとはいえ，その効果は限定的だということです。

　つまり，「特定保健用食品（トクホ）や機能性表示食品は確かに効くものの，対象者は健常人・境界域の人であり，その効果も限定的」という理解が正確な受けとらえ方になります。

　なお，それ以外の「いわゆる健康食品」については，「ランダム比較試験で検証されていない場合は，効くのか効かないのか『わからない』」ということになります。

病院では誰に相談すればよいのか

　病気になって通院するようになった患者さんは，「自分でも何かできないか」と情報収集した結果，健康食品の利用を検討したことがある人もいるかもしれません。家族や友人などから健康食品を勧められた経験もあるかと思います。利用してもよいのか，病院の誰に相談すればよいのか悩むことも多いのではないでしょうか。

　前述したとおり，医師である主治医は，健康食品の知識が乏しいのが現状です。仮に質問したとしても，なかなか答えてくれそうにもありません。また，「医師に健康食品のことを相談したら怒られるのでは……」「健康食品のことを医師に相談してもいいのだろうか？」と悩み，相談したくてもできない人もいるでしょう。

　ですが，最近では，病院を受診した際の問診票の質問欄に「健康食品摂取の有無」を設けるなどの取り組みを，日本医師会がすすめている[*1]ように，少しずつ相談しやすい環境ができつつあります。

図19 健康サポート薬局

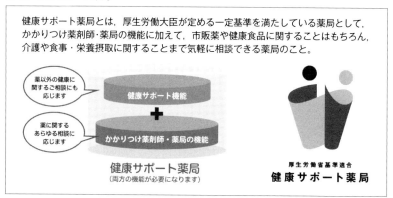

健康サポート薬局とは，厚生労働大臣が定める一定基準を満たしている薬局として，かかりつけ薬剤師・薬局の機能に加えて，市販薬や健康食品に関することはもちろん，介護や食事・栄養摂取に関することまで気軽に相談できる薬局のこと。

〔出典：日本薬剤師会「健康サポート薬局とは？」(https://www.nichiyaku.or.jp/kakaritsuke/support_pharmacy.html)〕

「相互作用」に詳しい薬剤師

　なお，病院には医師のほかに，看護師，薬剤師，栄養士などさまざまな職種の人がいます。特に薬剤師は，健康食品と医薬品の「相互作用」といった知識が豊富で，もし，病院から薬を処方されている人が健康食品を利用しようと考えたときには，まず相談すべき相手かもしれません。

　「相互作用」とは，健康食品と医薬品との間で，組み合わせによって，効果が強く出過ぎたり，効果が弱まったりすることです。健康食品は「食品だから安全」だというわけではありません。健康食品で健康被害にあってしまっては本末転倒です。

　また，薬剤師に関しては，病院だけではなく薬局にも常駐しています。特に，平成28（2016）年からスタートした「健康サポート薬局[2]」（図19）では，医薬品に限らず，健康食品を含め健康全般に関する相談に応じてくれます。

*1　参考：日本医師会「健康食品安全対策委員会報告書『国民生活の安全に責任を持つ医師会―国民のヘルスリテラシーの向上』（2018年6月）」(https://www.med.or.jp/dlmed/teireikaiken/20180620_5.pdf)

*2 参考：日本薬剤師会「健康サポート薬局とは？」(https://www.nichiyaku.or.jp/
kakaritsuke/support_pharmacy.html)

まとめ
●医師は健康食品の知識をほとんど持っていない。
●食品と医薬品との相互作用については薬剤師が詳しい。
● 2016 年から「健康サポート薬局」制度が始まり，健康に関する相談に応じて 　もらえる。

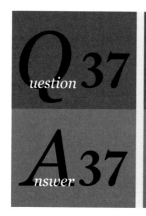

Question 37
Q 37
健康食品で体調不良，
相談先はどこ

Answer 37
A 37
病院や保健所，国民生活センターなどが相談
に応じてくれます。

健康食品を含めて，そもそも「食品」とは，何か

「食品衛生法」第4条第1項で，次のように定められています。

> 食品とは，全ての飲食物をいう。ただし，医薬品，医療機器等の品質，有効性及び安全性の確保等に関する法律（昭和35年法律第145号）に規定する医薬品，医薬部外品及び再生医療等製品は，これを含まない。

つまり，人の口に入るもので，薬以外のものはすべて食品です。そして，その食品には，機能性（効き目）が表示できる保健機能食品，用途（使い道）が表示できる特別用途食品があります。

重要なポイントは，保健機能食品と特別用途食品以外の「一般食品」では，カプセルや錠剤などサプリメントの形状をしたものであっても，効き目や使い道の表示は法律で禁止されているということです。

健康食品を見極めるポイント

　医療者も，健康食品の見極めには悩んでいるようです。医療者向けの研修会で，「患者から『健康食品を利用してもいいか』と尋ねられたらどうしたらいいのか？」と，よく質問されます。対応のポイントを紹介します。

　医療現場における意思決定の行動指針には，「科学的根拠（エビデンス）に基づいた医療（Evidence-Based Medicine：EBM）」の考え方があります。

　EBMとは，「『科学的根拠』『臨床現場の状況・環境』『医療者の技術・経験を含む専門性』『患者の意向・行動（価値観）』の4要素を考慮し，より良い患者ケアに向けた意思決定を行うための行動指針」と定義されています（図20）。

　この考え方に健康食品を例に当てはめてみます。

　科学的根拠：

　　・ランダム比較試験で効き目は証明されているか？

図20　科学的根拠に基づいた医療（Evidence-Based Medicine：EBM）

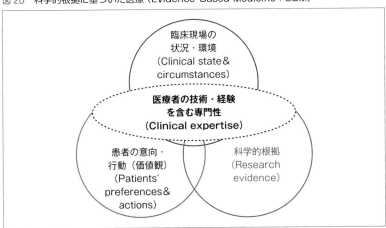

(Haynes RB, Devereaux PJ, Guyatt GH. Physicians' and patients' choices in evidence based practice. BMJ. 2002 ; 324 : 1350.)

・副作用や相互作用のリスクはないか？

医療現場の状況・環境：

・患者は健康食品を摂取できるような病状（口から摂取できる状態）か？

・標準治療の選択肢の有無は？（そもそも食品は病気の治療を目的としていない点も忘れずに）

・健康食品を購入する経済的負担は？

・家族・友人から無理やり健康食品を勧められていないか？

医療者の技術・経験を含む専門性：医師は健康食品の知識は乏しいのが現状

患者の意向・行動：

・本人の病気に関する認識は正確か（誤解や勘違いはないか）？

・本人は健康食品に興味があるのか？

そのほかにも，知っておくと得する豆知識や気をつけておくべき点があります。

カプセルや錠剤の製品は，たくさんのんでもすぐにお腹がいっぱいにならないので，過剰摂取のリスクと隣り合わせです。さらに，海外からの輸入品では，健康食品と称した未承認の医薬品で，健康被害の事例が繰り返されている点にも注意が必要です。

また，健康食品の製造・販売企業が西洋医学を否定したうえで，自社の健康食品をお勧めしているケースもあります。「薬は毒で危険　食品は天然・自然で安全」といったイメージ戦略や「医者と製薬会社は患者に薬をのませて儲けようとしている」といった陰謀論を展開して，患者や家族を惑わし，不安につけ込むような形で製品を売りつけてきますので，このような場合は近づかないようにすることが賢明です。

これらを，前述の EBM の図（図 20）に当てはめると，図 21 のようになります。

誤解しないでほしいのは，EBM とは「科学的根拠があるから行うべきだ」「科学的根拠がないから行ってはいけない」という短絡的な考えに基づくものではないことです。

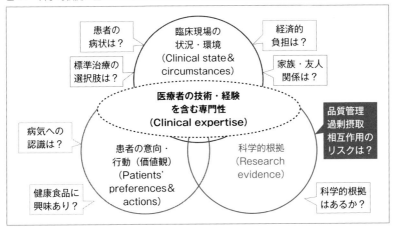

図21　科学的根拠に基づいた医療（Evidence-Based Medicine：EBM）②

(Haynes RB, Devereaux PJ, Guyatt GH. Physicians' and patients' choices in evidence based practice. BMJ. 2002 ; 324 : 1350.)

　科学的根拠の有無は重要な判断材料になることは間違いありませんが，それ以外にも，さまざまなことを検討したうえで，健康食品を利用するのか利用しないのかを，医療者と患者がよく話し合って決めていくプロセスが EBM になります。

　ですから，話し合いの結果，仮に効き目を裏付ける科学的根拠があっても，経済的負担や健康食品のリスクなどを踏まえて「利用しない」という選択肢はもちろんあり得ます。

　健康食品を見極めるポイントを，もう一度，整理します。

　①科学的根拠はあるのか？

　（有効性だけでなく，副作用や相互作用に関する情報にも注意）

　②経済的負担はないか？

　（健康食品は全額自己負担なので，負担を感じるようなら「利用しない」という選択肢を検討）

　③標準治療を否定していないか？

　（標準治療で得られたはずの利益に関する機会損失は絶対に避けるべき）

健康食品に関する情報サイト

　では，健康食品企業の美辞麗句を並び立てた宣伝文句に騙されずに，安全性や有効性に関する正確な情報は，どのように調べたらよいでしょうか。

　健康食品に関する情報サイトを紹介したいと思います。

　・「健康食品」の安全性・有効性情報（国立研究開発法人 医薬基盤・健康・栄養研究所）

　　https://hfnet.nibiohn.go.jp/

　・機能性表示食品の届出情報検索（消費者庁）

　　https://www.fld.caa.go.jp/caaks/cssc01/

　・「統合医療」情報発信サイト（eJIM）：健康食品（厚生労働省）

　　http://www.ejim.ncgg.go.jp/doc/index_food.html

　・e-ヘルスネット：食物と薬の相互作用（厚生労働省）

　　https://www.e-healthnet.mhlw.go.jp/information/food-summaries/e-06

　実際にアクセスしてみると，聞き慣れない用語が出てくる場合もあるかもしれません。ですが，機能性表示食品制度には，「消費者の自主的かつ合理的な食品選択」を目的とした「インフォームド・チョイス」の考え方があります。つまり，消費者は自ら情報を収集し，それを理解・納得したうえで，自らの自由意思に基づいて，自らの決断・行動を選択することが求められているのです。

　「すべて自己責任」ということではなく，医療者に相談して理解の助けにしたり，一緒に意思決定したりするのはまったく問題ありません。

健康食品で健康被害にあったら

「健康食品で健康被害」

　ダジャレのようですが，決して無視できないリスクです。もし，健康食品を利用したあと，お腹が痛くなったり，下痢をしたり，あるいは蕁

麻疹（じんましん）が出たりした場合には，どのように対応したらよいでしょうか。

　健康食品を利用して体調に異変を感じたら，利用を中止して病院を受診することが大切です。その際，どの健康食品を，いつから，どれくらいの量を利用していたか記録しておくと，何が原因かを突き止める助けになります。

　そして，このようなトラブルに巻き込まれた場合，病院以外にも，保健所や国民生活センター（http://www.kokusen.go.jp/index.html）など相談に応じてくれる窓口があります。

　保健所や国民生活センターの窓口は，消費者だけでなく，健康被害にあった人に対応した医療機関からも報告を受け付けています。また，2011年からは日本医師会が「健康食品安全情報システム」事業を実施しています[1]。

納得のうえで，後悔のないように

　「健康食品は食品だから安全」というわけではありません。身体への直接的な被害だけではなく，契約解除や返品対応といった経済的トラブルに巻き込まれてしまうリスクも念頭においてもらえたらと思います。経済的トラブルも，前述の国民生活センターに連絡すると相談に応じてくれます。

　健康食品は「利用しない」という選択肢が常にあることを忘れずに，利用する場合も納得のうえで後悔のないようにしてもらえたらと思います。

---

[1]　参考：日本医師会「『健康食品』・サプリメントについて」（https://www.med.or.jp/people/knkshoku/index.html）

まとめ

- ●健康食品を含めた食品は,「人の口に入る薬以外のもの」と定義されている。

- ●健康食品を見極めるポイントは「科学的根拠はあるか?」「高額すぎないか?」「西洋医学を否定していないか?」

- ●健康被害にあったら,いつから,どれくらいの量を利用していたか記録しておくことが重要。

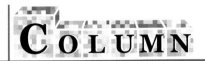

食品安全はみんなの仕事，
フードチェーンは信頼が基本

　2019 年 6 月 7 日は，国連（国際連合）が決めた初めての「世界食品安全デー（World Food Safety Day）」でした。その第 1 回のテーマが「食品安全はみんなの仕事」です。国連が 1981 年から 10 月16 日と決めている「世界食料デー（World Food Day）」もあるので，少々まぎらわしいかもしれません。世界食料デーは，飢餓をなくしみんなが十分に食べられる世の中にすることを主な目的として制定されているので，どちらかというと政府や大きな企業・団体が取り組む部分が多い課題かもしれません。一方の世界食品安全デーではすべての人に，例えば手を洗うなどの，身近な対策を呼びかけています。これには食品安全の考え方が時代とともに進化してきたことが反映されています。

　現代の食品安全の考え方は"フードチェーンアプローチ"というもので，生産者から消費者に至るまで，すべての関係者が食品の安全に責任を持ち，それぞれの役割を果たすことで安全になる，と考えます。

　もともと食品は汚染されたり傷んだりしやすく，あらゆる段階で安全性が損なわれるリスクがあります。生産者は適切な生産管理をして農作物や家畜を育て，流通・加工・製造業者も温度や取り扱いなど，必要な安全対策を実施します。販売されている食品を購入したとき，消費者はその鎖（チェーン）につながり，温度や調理のための注意をきちんと守って安全に食べる必要があるのです。原材料から自分でつくって自分で食べることができるような，チェーンの短いものはごく一部でしかなく，南国の果物から北の海の海産物までを一度に楽しむことができる今の時代では，食品の生産や流通に関わる人の数も非常に多く，チェーンが長くなっています。そのすべての人が，信頼の鎖でつながれていることが安全の前提条件になります。もちろん，それぞれの段階で確実に対応されていることを記録したり公的機関によるチェックがあったりはしますが，関係者が

悪意を持って異物を混入したり消費者を騙そうとしたりするものだということを前提にしたのでは成り立ちません。関係者が皆それぞれの仕事を理解し尊重しあえるのが理想です。

このような信頼ベースの食品安全システムの基本的あり方から考えると，いわゆる健康食品というカテゴリーは極めて異質です。

普通の食品では，「肉の種類を偽った」とか「使用が認められていない薬物が使われていた」といった食品の偽装や汚染などが，時に社会的大問題になることはあるものの，多くの食品で表示と中身が一致していて，消費者も，例えば牛乳を買ったら中身が豆乳だったとしても，識別ができるため，基本的には信頼が保たれていると思います。

ところがいわゆる健康食品に関しては，特にその広告宣伝において，虚偽や誇大広告が常態化しています。宣伝する側も，それを見ている消費者も，宣伝内容が偽りのない事実であるとは思っておらず，「信頼しあっている」というより「騙してやろう，騙されないぞ」という関係のようです。そして実際に世界規模で，消費者からの苦情相談や成分検査の結果表示と内容物が違うことがわかったり広告基準違反で摘発・処分されたりすることが圧倒的に多いのが，食品分野では「いわゆる健康食品」なのです。

そして，いわゆる健康食品で健康被害が出る場合もそれなりに多いのですが，それ以上に近年増えてきているのは，契約内容を巡るトラブルです。「短期間だけ試してみたつもりが実は長期間の定期購入だった」「無料お試しのはずが別に料金が発生した」というような通信販売を巡る相談が，消費生活センターなどに数多く寄せられていて，国民生活センターが注意喚起を行っています。

こういう事例では商品そのものの安全性には問題がない，と思われるかもしれませんが，先述のとおり，食品の安全性は生産者から消費者につながるすべての人の，信頼の鎖によって維持されています。この鎖の中に，悪質な販売方法で消費者を欺いて利益を得ようとする業者が入ったら，食品の安全性は維持できないのです。

食品は医薬品ではないので厳密な管理は行われていません。キャベツや魚やお菓子がどういうものであるかについては消費者にも知識があり質の善し悪しや好き嫌いで選ぶことができるでしょう。ところが，いわゆる健康食品の中にはカプセル剤のように中身がわか

らず，消費者が味や匂いで判断できないものもあります。

　食品安全の最後の砦はそれを食べる消費者であり，最終的に食べて安全かどうかを判断する責任は消費者にもあるのです。消費者は，安全だと判断したから口にしているわけです。その健康食品の販売や宣伝は誇大ではなく誠実なもので消費者はその製品の中身を十分理解しているといえますか？

〔参考〕
1）厚生労働省「コーデックス委員会—世界食品安全の日（6月7日）」（https://www.mhlw.go.jp/stf/seisakunitsuite/bunya/kenkou_iryou/shokuhin/codex/index.html）
2）東京都「健康食品の不適正な表示・広告にご注意！　令和元年度健康食品試買調査結果」（https://www.metro.tokyo.lg.jp/tosei/hodohappyo/press/2020/03/24/09.html）
3）厚生労働省「平成29年度『インターネット販売製品の買上調査』の結果について」（https://www.mhlw.go.jp/stf/newpage_08608.html）
4）独立行政法人国民生活センター「発表情報（2019年12月19日公表）相談激増！『おトクにお試しだけ』のつもりが『定期購入』に！？—解約したくても『解約できない』，『高額で支払えない』……—」（http://www.kokusen.go.jp/news/data/n-20191219_1.html）

COLUMN

■ 執筆者および執筆分担 (五十音順)

畝山智香子 (うねやま・ちかこ)／国立医薬品食品衛生研究所安全情報部長
……………………………………………………………………………… COLUMN

大野　智 (おおの・さとし)／島根大学医学部附属病院臨床研究センター教授
…………… Q2・Q3，Q7〜Q12，Q15〜Q20，Q31・Q32，Q36・Q37
※医療サイト「朝日新聞アピタル」の連載に加筆修正

千葉一敏 (ちば・かずとし)／アドバイザリースタッフ研究会代表世話人
………………………… Q1，Q4〜Q6，Q13・Q14，Q21〜Q30，Q33〜Q35

健康食品・サプリメント　知りたいことガイドブック
Q&Aでわかる正しい知識と選び方

2021年4月10日　発行

著　　　者　畝山智香子・大野智・千葉一敏
編 集 企 画　一般財団法人医療経済研究・社会保険福祉協会
発 行 者　荘村明彦
発 行 所　中央法規出版株式会社
　　　　　〒110-0016　東京都台東区台東 3-29-1　中央法規ビル
　　　　　営　　業　TEL 03-3834-5817　　　FAX 03-3837-8037
　　　　　取次・書店担当　TEL 03-3834-5815　　FAX 03-3837-8035
　　　　　https://www.chuohoki.co.jp/

装幀・印刷・製本　永和印刷株式会社

定価はカバーに表示してあります。落丁本・乱丁本はお取替えいたします。
ISBN978-4-8058-8297-9